精索静脉曲张
诊疗手册

主编 涂响安 孙祥宙 邓春华

中华医学电子音像出版社
CHINESE MEDICAL MULTIMEDIA PRESS
北京

版权所有　侵权必究

图书在版编目（CIP）数据

精索静脉曲张诊疗手册/涂响安，孙祥宙，邓春华主编.--北京：中华医学电子音像出版社，2025.2.
ISBN 978-7-83005-473-1

Ⅰ.R543.6-62

中国国家版本馆CIP数据核字第2025RF5971号

精索静脉曲张诊疗手册
JINGSUO JINGMAI QUZHANG ZHENLIAO SHOUCE

主　　编：	涂响安　孙祥宙　邓春华
策划编辑：	刘　溪
责任编辑：	刘　溪
责任印刷：	李振坤
出版发行：	中华医学电子音像出版社
通信地址：	北京市西城区东河沿街69号中华医学会610室
邮　　编：	100052
E - mail：	cma-cmc@cma.org.cn
购书热线：	010-51322635
经　　销：	新华书店
印　　刷：	广东新京通印刷有限公司
开　　本：	889 mm×1194 mm　1/32
印　　张：	6.875
字　　数：	176千字
版　　次：	2025年2月第1版　2025年2月第1次印刷
定　　价：	68.00元

购买本社图书，凡有缺、倒、脱页者，本社负责调换

内容简介

本书由国内众多临床一线的男科中青年专家倾力编写而成。内容涵盖精索静脉曲张的流行病学、病理生理学、动物模型、诊断与鉴别诊断、非手术治疗、手术治疗、随访与健康教育、前沿与争论等,与临床实践紧密贴合,同时系统介绍了精索静脉曲张的诊疗现状与进展。其中手术治疗部分,对精索静脉曲张的各种术式做出了详细的介绍和点评,还重点介绍并呈现了国内男科学专家的创新性显微手术视频。本书内容丰富,具有很强的理论指导性和实践操作性,适合泌尿男科低年资医师及相关科室临床工作人员使用,尤其对国内众多基层医院的泌尿男科医师认识此疾病并开展规范化诊疗和手术操作有所帮助。

主编简介

涂响安，医学博士，博士研究生导师，中山大学附属第一医院男科主任医师，中山大学附属第一医院东院泌尿外科主任。中国性学会男性生殖医学分会第二届委员会副主任委员，中国医师协会男科与性医学医师分会委员，中华医学会男科学分会手术学组委员，广东省医学会男科学分会副主任委员兼显微微创手术学组组长，广东省临床医学学会男性健康专业委员会主任委员，广东省医师协会男科医师分会副主任委员，广东省健康管理学会男性健康专业委员会副主任委员，广东省泌尿生殖协会男性健康管理学分会副主任委员。《中华男科学杂志》编委。

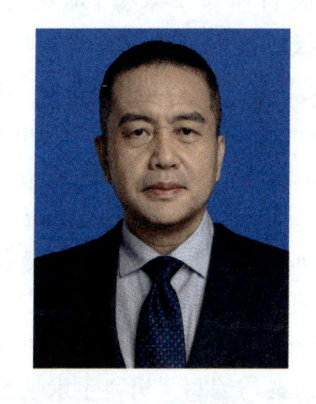

对男性不育症（弱精症、少精症、血精症、无精症等）、慢性睾丸痛、精索静脉曲张、勃起功能障碍（阳痿、早泄和性欲低下）、前列腺疾病（前列腺炎、良性前列腺增生和前列腺癌）、包皮过长和包茎、男性生殖系统肿瘤（阴茎癌和睾丸癌）等泌尿男科疾病有丰富的临床诊疗经验。擅长显微微创男科手术（显微精索去神经术、显微输精管附睾吻合术、显微输精管吻合术、显微精索静脉结

扎术、显微睾丸和附睾取精术、经尿道射精管切开术、精囊镜手术、经尿道前列腺等离子切除术等）。

主持国家自然科学基金1项和省部级科研基金7项。科研成果曾获省级科技进步奖二等奖1项、三等奖1项，市级科技进步奖一等奖2项。于 Cell Research、Journal of Sexual Medicine、Public Library of Science ONE、Journal of Experimental & Clinical Cancer Research、Andrology、Asian Journal of Andrology、Andrologia、Journal of X-ray Science And Technology、Chinese Medical Journal、《中华男科学杂志》《中华显微外科杂志》等国内外核心期刊发表论文80余篇，其中20余篇被SCI收录。主编《显微男科手术学》《泌尿男科罕少见病》《包皮疾病诊疗手册》，以副主编身份参与编写《男科手术学》等专著。2017年荣获"第三届羊城好医生"称号。2017年和2018年分别荣获第一届和第二届"胡润·平安中国好医生"称号。

主编简介

孙祥宙，医学博士，博士研究生导师，泌尿外科教授、主任医师，中山大学附属第一医院贵州医院党委书记、执行院长，中山大学附属第一医院男科副主任。中华医学会男科学分会常务委员，中华医学会男科学分会性功能障碍学组组长，中国中西医结合学会男科专业委员会委员，中国性学会性医学专业委员会委员，广东省医学会男科学分会主任委员，广东省健康管理学会男性健康专业委员会主任委员，广东省中西医结合学会男科专业委员会副主任委员，广东优生优育协会理事会专家委员会委员。《中华男科学杂志》编委。

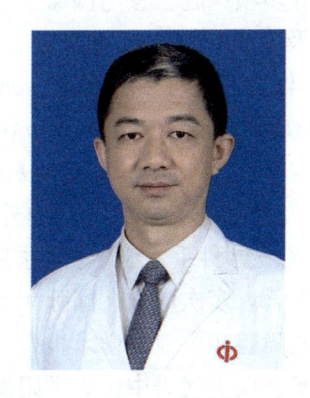

长期从事男科学工作，对男性不育症、勃起功能障碍、前列腺疾病、生殖系统肿瘤等疾病的发病机制和诊疗新方法开展了一系列的探索，与邓春华教授率先于国内开展了阴茎支撑体置入术、经尿道射精管开口切开术、显微输精管复通术、显微输精管附睾吻合术等术式，同时开展了一系列国内领先水平的男科手术，包括精囊镜检查、阴茎弯曲矫形术等。擅长泌尿系统肿瘤、尿路结石及前列腺疾病

的腔内微创手术、腹腔镜手术等。

先后主持国家自然科学基金、广东省科技计划、广东省自然科学基金等多项课题。参与国家"十五"科技攻关项目、省部级基金项目及亚太泌尿男科基金项目10余项。以通讯作者或第一/共同第一作者身份于 *Urologia Internationalis*、*Journal of Sexual Medicine*、*Asian Journal of Andrology*、*International Journal of Andrology*、*Public Library of Science ONE*、*Chinese Medical Journal*、《中华男科学杂志》等国内外期刊发表论文30余篇。主编及参编《显微男科手术学》《泌尿男科罕少见病》《男科手术学》等多部专著。多次应邀在国际大型会议上做血管内皮功能障碍与勃起功能障碍相关专题学术报告,连续多年在中华医学会男科学分会学术会议上代表中山大学附属第一医院男科学团队做勃起功能障碍、男性不育等男科学相关专题学术报告。2015年以第二完成人身份荣获广东省科学技术奖二等奖,2017年荣获首届国家名医高峰论坛"国之名医·青年新锐"称号。

主编简介

邓春华,医学博士,博士研究生导师,中山大学附属第一医院一级主任医师/二级教授,男科主任,中山大学干细胞与再生医学研究中心兼职教授。中华医学会男科学分会第七届委员会主任委员,广东省医学会男科学分会第一届、第二届委员会主任委员,国家卫生健康委员会医药卫生科技发展研究中心项目专家,广东省干细胞临床研究专家委员会委员,香港医学科学院资深院士。Frontiers in Endocrinology 客座主编,《中华男科学杂志》名誉主编,Asian Journal of Andrology 等杂志编委。

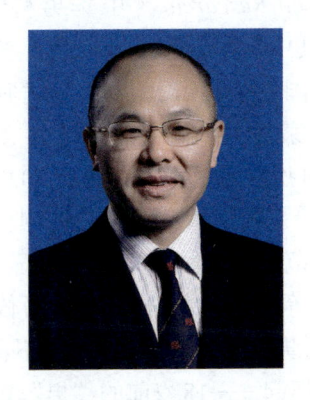

主要研究方向是男科疾病发病机制与诊疗新方法研究,干细胞与再生医学临床转化研究,电生理技术在男科疾病诊治中的应用及新技术研究,以及男性健康管理。

承担各级科研基金30余项,获国家专利8项。其中,"梗阻性无精子症诊治系列新技术研发及推广应用"荣获广东省科技进步奖二等奖及广东省优生优育科技进步奖一等奖,"显微精索回流血管重建技术治疗精索静脉曲张"入选国家卫生健康委员会医药卫生科技发展研究中心第一批卫生健康适宜技术储备库。在 *Nature Communications*、*Advanced Science*、*Cell Reports Medicine*、*Cell Research*、《中华男科学杂志》等期刊发表论文200余篇，其中80余篇被SCI收录。参与制定《精索静脉曲张诊断与治疗中国专家共识》《电生理适宜技术在男科疾病诊疗中的应用中国专家共识》等行业规范性文件。主编《男科疾病诊疗常规》《男科疾病诊断治疗指南（2022版）》《男性性腺功能减退症诊疗手册》《男科手术学》《男科典型病例分析》《男科疾病误诊误治与防范》《男科病诊治学》《显微男科手术学》《泌尿男科罕少见病》等专著；主编《"性"命攸关：性功能是男性健康的"风向标"》《男性生殖健康》《男性不育与优生优育》《男性健康，从"娃娃"抓起——18岁前的"男"言之隐》等科普读物。

培养硕士研究生、博士研究生（含八年制医学博士研究生）及博士后50余名。倡议并发起"中国男科强基层燎原工程（男科疾病规范化诊疗培训）"，先后在全国近30个省、自治区、直辖市开展培训100余场，受益基层医师8000余名。

编委会

主　编　涂响安　孙祥宙　邓春华
副主编　高　勇　张亚东　庄锦涛
编　委（以姓氏笔画为序）

万　子	中山大学附属第一医院
马建军	空军军医大学唐都医院
王　于	中山大学附属第一医院
王　竹	中山大学附属第一医院
方　平	南方医科大学珠江医院
邓军洪	广州市第一人民医院
邓春华	中山大学附属第一医院
田　龙	首都医科大学附属北京朝阳医院
田汝辉	上海交通大学医学院附属第一人民医院
冯　鑫	中山大学附属第一医院
吕坤龙	郑州大学第一附属医院
庄锦涛	中山大学附属第一医院
刘贵华	中山大学附属第六医院
孙祥宙	中山大学附属第一医院
李　铮	上海交通大学医学院附属第一人民医院
李石华	康奈尔大学威尔医学院
杨其运	中山大学附属第一医院
余敬威	中山大学附属第一医院
张　炎	中山大学附属第三医院

张亚东	中山大学附属第一医院
欧阳斌	广东省妇幼保健院
罗道升	东莞市人民医院
周少虎	广州中医药大学第一附属医院
周明宽	中山大学附属第一医院
赵　亮	中山大学附属第一医院
赵连明	北京大学第三医院
赵良运	昆明理工大学医学部
赵善超	南方医科大学第五附属医院
洪　锴	北京大学第三医院
姚友生	中山大学孙逸仙纪念医院
莫穗林	广东省第二人民医院
夏　凯	中山大学中山医学院
翁治委	广州中医药大学第一附属医院
高　勇	中山大学附属第一医院
涂响安	中山大学附属第一医院
彭　靖	北京大学第一医院
韩大愚	中山大学附属第一医院
韩从辉	徐州市中心医院
谢　云	中山大学附属第一医院
蓝儒竹	华中科技大学同济医学院附属同济医院
廖勇彬	江门市中心医院
潘　峰	华中科技大学同济医学院附属协和医院

前言

精索静脉曲张是泌尿男科的常见病和多发病，与男性不育症常同时存在，并可能存在一定的因果关系。精索静脉曲张患者中有20%～50%伴精液质量异常和睾丸组织学异常，从而影响男性的生育力，还可引起男性睾丸疼痛和雄激素水平下降。20世纪初，正规的精索静脉曲张手术开始在临床应用，经历了从传统开放手术、腹腔镜手术、介入手术到显微及机器人手术的发展阶段，并取得巨大的进步，但目前业内对精索静脉曲张病理生理学机制尚未完全了解，仍有一些争议性问题有待进一步深入探讨和研究。

20余年来，男科学在我国得到快速发展，但其发展水平略显参差不齐，基层医院的男科诊疗水平相对比较薄弱，对常见男科疾病的诊疗及手术操作欠规范化。尽管精索静脉曲张是泌尿男科的常见病和多发病，但国内众多基层医院的男科医师对该疾病的认识尚不足，同时国内仍缺乏能系统介绍该疾病的专著。鉴于此，我们组织国内临床一线的男科中青年专家，在借鉴国内外基础研究和临床研究及相关新技术、新成果和新进展的基础上，编写了《精索静脉曲张诊疗手册》。全书共分为9章，涵盖精索静脉曲张的流行病学、病理生理学、动物模型、诊断与鉴别诊断、非手术治疗、手术治疗、随访与健康教育、前沿与争论等内容，其中手术治疗部分重点介绍并呈现了国内男科学专家的创新性显微手术视频。

在本书编写过程中，得到中华医学会男科学分会及中山大学附属第一医院的大力支持，谨在此表示深深的谢意！由于编写时间仓促，书中难免有疏漏之处，真诚希望各位读者能提出宝贵意见和建议，以便再版时进一步修改和完善。

主编：

2024 年 11 月

目录

第一章 绪论 ·· 1
 第一节 概述 ·· 1
 第二节 精索的解剖 ··································· 3
第二章 精索静脉曲张的流行病学 ············· 11
 第一节 精索静脉曲张的患病率 ············· 11
 第二节 精索静脉曲张的自然病程 ········· 12
第三章 精索静脉曲张的病理生理学 ········· 16
 第一节 精索静脉曲张的病因 ················· 16
 第二节 精索静脉曲张的发病机制 ········· 26
第四章 精索静脉曲张的动物模型 ············· 44
第五章 精索静脉曲张的诊断与鉴别诊断 ······ 57
 第一节 精索静脉曲张的病史、症状及体征 ······ 57
 第二节 精索静脉曲张的实验室检查 ····· 58
 第三节 精索静脉曲张的影像学检查 ····· 59
 第四节 精索静脉曲张的分度及睾丸功能评估 ···· 63
 第五节 精索静脉曲张的鉴别诊断 ········· 65
第六章 精索静脉曲张的非手术治疗 ········· 69
 第一节 一般治疗 ································· 69
 第二节 药物治疗 ································· 70
 第三节 中医中药治疗 ·························· 73
第七章 精索静脉曲张的手术治疗 ············· 83
 第一节 概述 ·· 83
 第二节 传统开放手术 ·························· 88
 第三节 腹腔镜手术 ····························· 90

第四节　介入栓塞手术 102
　　第五节　显微手术 107
第八章　精索静脉曲张的随访与健康教育 160
第九章　精索静脉曲张的前沿与争论 165
　　第一节　精索静脉曲张病理生理学的全局观 165
　　第二节　精索静脉曲张与循证医学 172
　　第三节　亚临床型精索静脉曲张 174
　　第四节　青少年精索静脉曲张 177
　　第五节　复发性精索静脉曲张 180
　　第六节　胡桃夹综合征 184
附录　精索静脉曲张手术视频 203
　　视频1：经腹三孔腹腔镜下精索静脉高位结扎术
　　视频2：经脐微双孔腹腔镜下精索静脉高位结扎术
　　视频3：显微动物训练
　　视频4：局麻下显微精索静脉结扎术
　　视频5：腹股沟下显微精索静脉结扎术
　　视频6：经腹股沟显微精索静脉结扎术
　　视频7：显微缝扎睾丸动脉旁分离困难之精索内静脉在精索静脉曲张手术中的应用
　　视频8：显微镜下精索回流血管重建（转流）术
　　视频9：显微精索静脉结扎术＋转流术
　　视频10：微型血管多普勒在腹股沟下显微精索静脉结扎术中的应用
　　视频11：拖出睾丸的显微精索静脉结扎术——上海交通大学医学院附属第一人民医院
　　视频12：拖出睾丸的显微精索静脉结扎术——中山大学附属第一医院
　　视频13：显微精索去神经术

第一章
绪　论

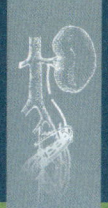

第一节　概　述

精索静脉曲张（varicocele，VC）是一种血管病变，指精索内蔓状静脉丛由各种原因引起回流不畅或因静脉瓣膜损坏引起血液反流，从而造成局部静脉异常扩张、伸长和迂曲的病理现象，可导致疼痛不适感、进行性睾丸功能减退，其与男性衰老等因素密切相关，是男性不育的常见原因之一。

VC多见于青壮年，通常见于左侧（占77%～92%），发生于双侧者约占10%（7%～22%），单纯发生于右侧者少见（1%）。VC按照年龄划分可分为成年型（＞18岁）和青少年型（10～18岁）；按照病因划分可分为原发性和继发性。原发性VC多见于青壮年，病因不明，直立或行走时症状明显，平卧休息后可缓解；继发性VC少见，是由左肾静脉或下腔静脉发生病理性阻塞或受到外在压迫等因素造成精索静脉回流障碍导致，平卧后症状不能缓解。

目前，对VC发病机制的研究在不断推进中。世界卫生组织把VC列为男性不育的首位原因，VC损害睾丸的生精能力及睾丸间质细胞（Leydig细胞）的功能，并且这种损害具有时间累积性。VC致男性不育很可能是多种因素共同作用的结果，目前认为，其与精子质量异常、睾丸体积缩小、睾丸灌注减少及睾丸功能障碍等因素有关。但VC引起不育的确切机制迄今尚未完全明确，一般认为可能与睾丸内温度升高、缺氧、肾和肾上腺代谢物逆流、氧自由基损伤等综合性病理生理学变化有关，最终可致睾丸生长障碍及睾丸功能逐渐衰退，进而导致不育。随着对VC和不育相关性研究的不断深入，有关VC引起男性不育的病理变化研究已深入超微结构和分子水平，为治疗男性不育这一难题提供了丰富的理论基础。

VC患者阴囊疼痛的发生率为2%～10%，可出现患侧阴囊持续性或间歇性坠胀感、隐痛和钝痛，站立及行走时明显，平卧休息后减轻，可能与曲张静脉牵拉并压迫髂腹股沟神经和生殖股神经的感觉支，使血液停滞在精索静脉中，从而引起阴囊温度升高和组织缺血等因素有关。有关VC对雄激素的影响目前仍存在争议，多项研究报道，VC患者经手术治疗后，血浆睾酮水平可得到提高，生精功能及睾丸间质细胞功能可得到改善。

VC患者多在体格检查时被发现阴囊内有无痛性蚯蚓状团块，或者因不育而就诊时被发现。医师在对患者进行体格检查时，除全身检查外，还会重点对阴囊及其内容物等进行检查（包括站立位和平卧位检查），并行Valsalva试验以了解患者是否存在迂曲、扩张的静脉团，当然还会注意鉴别瘦长体型患者可能存在的胡桃夹综合征。体格检查时根据阴囊触诊或视诊是否可见曲张的精索静脉，可将VC分为3度。彩色多普勒超声检查对VC的诊断及分型有重要价值，其诊断的敏感度和特异度均较高，还可以在不育患者中发现更多的亚临床型VC患者，已成为VC的首选辅助检查手段。根据精索静脉内径大小和静脉是否反流，也可将VC分为3度。

对于VC的治疗，如果患者出现疼痛，或者VC是引起患者不育的重要因素，可根据严重程度进行治疗。在VC的治疗中，药物治疗逐渐受到重视，但还需要更多循证医学证据的支持。手术治疗是有效的治疗方式之一，传统的手术方式主要有经腹膜后集束结扎精索血管和经腹股沟精索内静脉高位结扎术，腹腔镜下精索内静脉高位结扎术也时有报道。然而，这些手术方式均不能有效分离睾丸动脉及精索淋巴管并对其加以保护，时而出现将睾丸动脉及精索淋巴管一并结扎的情况。此外，若结扎不全、漏扎静脉分支，可使术后睾丸萎缩、鞘膜积液等并发症的发生率及VC的复发率增高。而显微精索静脉结扎术（microsurgical varicocelectomy，MV）因具备创伤小、并发症少、术后复发率低、可明显改善精液质量及提高妊娠率等优势，被看作VC治疗的"金标准"。但是，显微手术时间比较长，术者必须经过严格、系统的训练，而且对手术助手的要求也比较高。

需要注意的是，对于不育，不能单纯局限于结扎或阻断精索静脉，必须在此基础上辅以氧疗、抗氧自由基、抗凋亡等治疗手段，才能纠正VC造成的病理改变，达到治疗不育的目的。

近年来，我国显微男科领域的快速发展推动了有关VC诊治的基础及临床研究，展现出追赶国际先进潮流的可喜局面，但同时仍有许多亟待明确和规范的问题。正确认识这些问题，有助于提高男科学医师的医疗水平及男性的健康水平。

（张亚东　邓春华）

第二节　精索的解剖

精索是从腹股沟管内环穿经腹股沟管，出腹股沟管外环后延至睾丸上端的柔软圆索，由进出睾丸和附睾的血管、淋巴管、神经及输精管等包绕被膜构成，其上部位于腹股沟管内，下部位于阴囊内。精索在腹股沟管外环至睾丸之间的部分，位置表浅，极易触及。

一、精索的解剖层次

精索由精索内筋膜（由腹横筋膜延续而来）和精索外筋膜

（由腹外斜肌腱膜延续而来）分成内、外2个腔室，包裹在精索内筋膜内的腔室为内室，包裹在精索外筋膜和精索内筋膜之间的腔室为外室。内室包含精索内动脉（睾丸动脉）、精索内静脉（蔓状静脉）、输精管、输精管动/静脉、淋巴管和神经；外室包含提睾肌（由腹内斜肌和腹横肌延续而来）、精索外动/静脉（提睾肌动/静脉）、淋巴管、生殖股神经的生殖支（图1-2-1）。

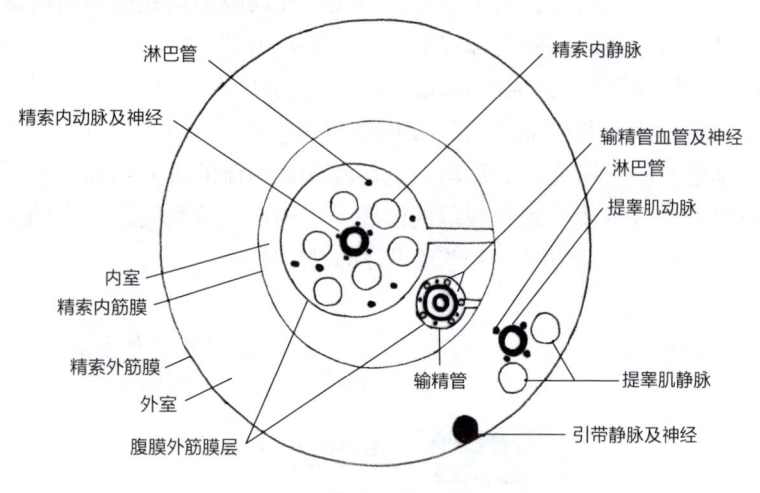

图1-2-1 精索血管种类与分布

二、精索的动脉

精索的动脉主要供应睾丸、附睾、输精管及阴囊等，包括以下3种。

1. 精索内动脉 精索内动脉又称"睾丸动脉"或"性腺动脉"，是睾丸动脉供应的主要来源，在肾动脉稍下方起自腹主动脉，偶有起自附近其他动脉（如肾动脉、肠系膜上动脉等）。精索内动脉穿出腹股沟管内环后，伴随精索其他组成部分进入阴囊，先发出一分支至附睾头，再发出一分支沿附睾下行并与输精管动脉形成血管环路供应附睾体部和尾部，终末分支穿过睾丸纵隔，分成许多小支进入睾丸。

2. 输精管动脉 输精管动脉起自膀胱上动脉或膀胱下动脉，沿输精管走行，主要供应输精管，末端沿附睾尾部、体部上行并与精索内动脉形成动脉环路供应附睾尾部和体部、睾丸下部及睾丸鞘膜。输精管动脉还可能在略高于附睾的水平发出小的分支，与精索内动脉相交通。

3. 精索外动脉 精索外动脉又称"提睾肌动脉"，起自腹壁下动脉，主要供应提睾肌及阴囊壁，其终末分支在附睾尾部与精索内动脉和输精管动脉分支相交通。

虽然精索内动脉是睾丸的主要供应动脉，但输精管动脉和精索外动脉也对睾丸的血液供应起到非常重要的补充作用，并且当精索内动脉损伤时，可通过输精管动脉和精索外动脉与精索内动脉的交通支起到补偿作用，以维持睾丸的正常血液供应。这3条动脉与一些表浅动脉，如阴囊前动脉（起源于阴部外动脉）、阴囊后动脉（起源于阴部内动脉）也有交通，共同形成动脉交通网。

三、精索的静脉

1. 精索内静脉 精索内静脉又称"睾丸静脉""蔓状静脉"。阴囊中有2~3个静脉丛（前、中、后静脉丛）引流睾丸和附睾上中部的血液，这些静脉丛在精索内上行并汇合成一个静脉丛（蔓状静脉丛），伴随精索内动脉走行于输精管的前方。上行过程中精索内静脉（蔓状静脉）逐渐汇合，数量逐渐减少，最终在腹膜后汇成终静脉，左侧成直角汇入左肾静脉，右侧在肾静脉下方斜行汇入下腔静脉，其中约10%汇入右肾静脉。

2. 输精管静脉 伴随和引流输精管的血液，其主干通常

（70%）有1支，少数（25%）有2支，很少（5%）有3支。输精管静脉汇入前列腺和膀胱静脉丛，最后汇入髂内静脉。

3. 精索外静脉　精索外静脉又称"提睾肌静脉"，由睾丸、附睾下部的静脉丛汇合形成，一支流入腹壁下深静脉，另一支与阴囊前静脉汇合成阴部外静脉后汇入髂外静脉。

精索内静脉、输精管静脉通过睾丸、附睾边缘静脉与精索外静脉在睾丸尾部相交通，形成静脉联结，并通过引带静脉与浅静脉（阴囊后静脉）相交通。

四、精索的淋巴

睾丸、附睾头体部的淋巴与精索内动/静脉相伴行，上行至跨越输尿管处时与血管分开，右侧注入腔静脉外和腔静脉前淋巴结，左侧注入主动脉旁、主动脉前和主动脉腔静脉间淋巴结。附睾尾部的淋巴穿过鞘膜与精索外动脉相伴行，汇入髂外淋巴结。输精管的淋巴与输精管动脉相伴行，汇入髂外淋巴结和腹下淋巴结。

五、精索的神经

1. 体神经　生殖股神经生殖支于腹股沟管内环处进入精索，位于精索外筋膜内，支配提睾肌和阴囊。

2. 内脏神经　支配睾丸、附睾的神经包括运动交感神经和感觉神经。运动交感神经起源于肾动脉和肠系膜上动脉区域的主动脉丛，伴随精索内动脉下行并支配睾丸、附睾；感觉神经沿精索内动脉进入T_5～T_{12}（主要是T_{10}、T_{11}）。输精管的神经包括起源于腹下神经丛的交感神经和经腹下神经丛进入T_{11}、T_{12}、L_1的感觉神经。

六、腹股沟水平与腹股沟下水平精索解剖比较

精索内动脉在经腹股沟下行时有时会发出1条或多条分支，精索内静脉在腹股沟上行时会不断汇合，因此，精索在腹股沟下水平比腹股沟水平有更多条数的精索内动/静脉。研究显示，在腹股沟水平，精索内动脉条数平均为1.5条，约31%具有2条或2条以上精索内动脉，30%～81%的精索内动脉被精索内静脉包绕；而在腹股沟下水平，精索内动脉条数为1.6～1.8条，43%～58%具有2条或2条以上精索内动脉，88%～95%的精索内动脉被精索内静脉包绕。这表明在腹股沟下水平，精索内动/静脉的数量更多，关系更复杂，同样也增加了术中分离的难度。

（吕坤龙　庄锦涛　涂响安）

参 考 文 献

[1] 涂响安，孙祥宙，邓春华. 显微男科手术学[M]. 北京：人民卫生出版社，2014.

[2] ALSAIKHAN B, ALRABEEAH K, DELOUYA G, et al. Epidemiology of varicocele[J]. Asian J Androl, 2016, 18（2）：179-181.

[3] 郭应禄，辛钟成，金杰. 男性生殖医学[M]. 2版. 北京：北京大学医学出版社，2016.

[4] BAAZEEM A, BELZILE E, CIAMPI A, et al. Varicocele and male factor infertility treatment: a new meta-analysis and review of the role of varicocele repair[J]. Eur Urol, 2011, 60（4）：796-808.

[5] CHIBA K, RAMASAMY R, LAMB D J, et al. The varicocele: diagnostic dilemmas, therapeutic challenges and future perspectives[J]. Asian J

Androl, 2016, 18 (2): 276-281.

[6] SACK B S, SCHÄFER M, KURTZ M P. The dilemma of adolescent varicoceles: do they really have to be repaired?[J]. Curr Urol Rep, 2017, 18 (5): 38.

[7] SHRIDHARANI A, OWEN R C, ELKELANY O O, et al. The significance of clinical practice guidelines on adult varicocele detection and management[J]. Asian J Androl, 2016, 18 (2): 269-275.

[8] WANG J, XIA S J, LIU Z H, et al. Inguinal and subinguinal microvaricocelectomy, the optimal surgical management of varicocele: a meta-analysis[J]. Asian J Androl, 2015, 17 (1): 74-80.

[9] LEUNG L, HO K L, TAM P C, et al. Subinguinal microsurgical varicocelectomy for male factor subfertility: ten-year experience[J]. Hong Kong Med J, 2013, 19 (4): 334-340.

[10] YUAN R B, ZHUO H, CAO D H, et al. Efficacy and safety of varicocelectomies: a meta-analysis[J]. Syst Biol Reprod Med, 2017, 63 (2): 120-129.

[11]《精索静脉曲张诊断与治疗中国专家共识》编写组, 中华医学会男科学分会. 精索静脉曲张诊断与治疗中国专家共识[J]. 中华男科学杂志, 2015, 21 (11): 1035-1042.

[12] 吕坤龙, 邹健斌, 吴观士, 等. 腹股沟下显微精索静脉结扎术与腹膜后精索内静脉高位结扎术疗效比较[J]. 新医学, 2015, 46 (3): 153-156.

[13] LIU X P, ZHANG H, RUAN X X, et al. Macroscopic and microsurgical varicocelectomy: what's the intraoperative difference?[J]. World J Urol, 2013, 31 (3): 603-608.

[14] WANG X K, WANG H Z, FU D J, et al. Microanatomy of the spermatic cords during microsurgical inguinal varicocelectomy: initial experience in Asian men[J]. Asian J Androl, 2012, 14 (6): 897-899.

[15] MIRILAS P, MENTESSIDOU A. Microsurgical subinguinal varicocelectomy in children, adolescents, and adults: surgical anatomy and anatomically justified technique[J]. J Androl, 2012, 33 (3): 338-349.

[16] 武小强,杨宇,吴芃,等. 精索血管的显微组织解剖及临床应用[J]. 中华男科学杂志, 2012, 18 (6): 518-521.

[17] LIBMAN J L, SEGAL R, BAAZEEM A, et al. Microanatomy of the left and right spermatic cords at subinguinal microsurgical varicocelectomy: comparative study of primary and redo repairs[J]. Urology, 2010, 75(6): 1324-1327.

[18] HOPPS C V, LEMER M L, SCHLEGEL P N, et al. Intraoperative varicocele anatomy: a microscopic study of the inguinal versus subinguinal approach[J]. J Urol, 2003, 170 (6 Pt 1): 2366-2370.

[19] BECK E M, SCHLEGEL P N, GOLDSTEIN M. Intraoperative varicocele anatomy: a macroscopic and microscopic study[J]. J Urol, 1992, 148 (4): 1190-1194.

[20] LV K L, ZHUANG J T, ZHAO L, et al. Varicocele anatomy during subinguinal microsurgical varicocelectomy in Chinese men[J]. Andrologia, 2015, 47 (10): 1190-1195.

[21] LOTTI F, MAGGI M. Ultrasound of the male genital tract in relation to male reproductive health[J]. Hum Reprod Update, 2015, 21 (1): 56-83.

[22] MOSTAFA T, LABIB I, EL-KHAYAT Y, et al. Human testicular arterial supply: gross anatomy, corrosion cast, and radiologic study[J]. Fertil Steril, 2008, 90 (6): 2226-2230.

[23] YALÇIN B, KOMESLI G H, OZGÖK Y, et al. Vascular anatomy of normal and undescended testes: surgical assessment of anastomotic channels between testicular and deferential arteries[J]. Urology, 2005, 66 (4): 854-857.

[24] RAMAN J D, GOLDSTEIN M. Intraoperative characterization of arterial vasculature in spermatic cord[J]. Urology, 2004, 64(3): 561-564.

[25] SAMPAIO F J, FAVORITO L A, FREITAS M A, et al. Arterial supply of the human fetal testis during its migration[J]. J Urol, 1999, 161(5): 1603-1605.

第二章
精索静脉曲张的流行病学

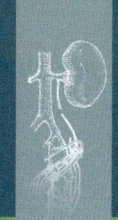

第一节 精索静脉曲张的患病率

精索静脉曲张（VC）的患病率依据评价方法的不同而有所差别，左、右侧的差别较大。VC通常见于左侧（占85%~90%），双侧患病率为10%~50%，右侧患病多见于双侧病变中，单纯发生于右侧者少见。VC的发生也与生育力、年龄等因素有关，同时还呈现一定的遗传倾向性。

VC的患病率在普通男性中约为15%，而在不育男性中高达35%，其中在原发性不育者中占25%~35%，在继发性不育者中占50%~81%。VC多见于成年人，青少年相对较少见。土耳其一项对4052例2~19岁男性的研究发现，2~10岁的患病率<1.0%，11~14岁为7.8%，而15~19岁为14.1%。国内文献报道，6~19岁年龄组VC的总患病率为10.76%。以色列一项对504例成年男性的研究发现，VC的患病率随年龄增长而升高。另有研究表明，在VC患者的一级亲属中，VC的患病率显著升高，其中34%~56%可发现患有VC。

（张亚东 邓军洪）

第二节 精索静脉曲张的自然病程

一、精索静脉曲张的发生与发展

1. 精索静脉曲张的发生　VC基本上在青春期后出现，10岁以前少见。随着青春期的发育，14岁以后的患病率可急剧升高至15%～20%，与成年人的患病率相当。国外一项对188例儿童和青少年的研究发现，在6～9岁的儿童中未发现VC，而10～14岁儿童和青少年的患病率快速升高。VC在青春期的发生可能与身高增长、睾丸血供增加有关；也有研究发现，其可能的原因是青春期后睾丸产生的睾酮急剧增多，回流至精索内静脉，局部睾酮可通过激活腺苷三磷酸（adenosine triphosphate，ATP）依赖性钾通道而使精索内静脉舒张。研究发现，随着年龄增长，VC的发病率也随之升高，其原因可能是全身静脉功能不全。Lai等的研究发现，VC的发病与全身性静脉曲张呈正相关。国内多项对武警战士的流行病学调查表明，随着兵龄的增加，VC的发病率随之升高。这些数据提示，VC主要发生于青春期，部分患者在成年后随着全身静脉功能的下降而出现VC。此外，强化的军事训练及长期的直立体位可使VC的发病率升高。

2. 精索静脉曲张的发展　目前，有关曲张的精索静脉病程发展的报道较少。国内对37例亚临床型VC患者为期1年的超声检查发现，随着病程的延长，VC患者的精索静脉内径和血液持续反流时间逐渐增加。亦有研究发现，体力活动不会提高精索静脉的发生率，但可延长青春期出现的VC的病程。目前暂未有VC自然好转的病例报道，一般认为VC是一种进展性疾病。

二、精索静脉曲张患者睾丸功能变化的自然病程

大量研究表明，VC与精液质量的下降有关。随着病程的延长，精液的各项指标都有可能下降。目前对VC发生后多久开始出现精液质量的下降尚不清楚。国内一项对20例VC患儿睾丸组织病理学的研究发现，儿童及青春期的VC患者已出现睾丸细胞排列紊乱、精原细胞稀疏、支持细胞玻璃样变等病理变化，说明VC已对患儿的睾丸组织产生损伤，而且随着患儿年龄的增长及精索静脉曲张程度的加重，睾丸的损伤会更加明显，但是该研究存在睾丸组织活检的适应证不明确、研究结果不完整等不足之处。

国外一些研究则认为，青春期VC患者的睾丸功能可正常。一项对左侧VC青少年患者为期3年的观察随访发现，对精液质量差的患者进行第二次或第三次精液检查后，部分患者的精液可恢复正常，3次精液检查的正常率分别为55%、67%和69%。研究者认为，精液质量的改善可能与睾丸的追赶生长有关。一项对青少年VC患者进行中位随访时间为2年的研究发现，睾丸大小并无显著进展。关于儿童及青春期VC患者的睾丸生精功能，尚待更大样本量的无创检测研究来明确。多项研究发现，继发性不育的男性有更高的VC发病率，提示VC是进展性疾病，而不是静止的病变。临床实践中也可见很多因性功能障碍而就诊的老年患者伴左侧VC、曲张侧睾丸萎缩，但对侧睾丸大小正常，提示VC的长期存在可能会逐渐损害睾丸功能。

（欧阳斌　邓军洪）

参 考 文 献

[1] ALSAIKHAN B, ALRABEEAH K, DELOUYA G, et al. Epidemiology of varicocele[J]. Asian J Androl, 2016, 18(2): 179-181.

[2] GORELICK J I, GOLDSTEIN M. Loss of fertility in men with varicocele[J]. Fertil Steril, 1993, 59(3): 613-616.

[3] AKBAY E, CAYAN S, DORUK E, et al. The prevalence of varicocele and varicocele-related testicular atrophy in Turkish children and adolescents[J]. BJU Int, 2000, 86(4): 490-493.

[4] 赵斌,吴荣德,于启海,等.儿童精索静脉曲张患病情况的调查[J]. 中华小儿外科杂志, 2005, 26(3): 23-25.

[5] RAMAN J D, WALMSLEY K, GOLDSTEIN M. Inheritance of varicoceles[J]. Urology, 2005, 65(6): 1186-1189.

[6] MOKHTARI G, POURREZA F, FALAHATKAR S, et al. Comparison of prevalence of varicocele in first-degree relatives of patients with varicocele and male kidney donors[J]. Urology, 2008, 71(4): 666-668.

[7] GÖKÇE A, DAVARCI M, YALÇINKAYA F R, et al. Hereditary behavior of varicocele[J]. J Androl, 2010, 31(3): 288-290.

[8] NIEDZIELSKI J, PADUCH D, RACZYNSKI P. Assessment of adolescent varicocele[J]. Pediatr Surg Int, 1997, 12(5-6): 410-413.

[9] SEYREK M, IRKILATA H C, VURAL I M, et al. Testosterone relaxes human internal spermatic vein through potassium channel opening action[J]. Urology, 2011, 78(1): 231-233.

[10] CANALES B K, ZAPZALKA D M, ERCOLE C J, et al. Prevalence and effect of varicoceles in an elderly population[J]. Urology, 2005, 66(3): 627-631.

[11] LEVINGER U, GORNISH M, GAT Y, et al. Is varicocele prevalence

increasing with age?[J]. Andrologia, 2007, 39（3）: 77-80.

[12] LAI Y W, HSUEH T Y, HU H Y, et al. Varicocele is associated with varicose veins: a population-based case-control study[J]. Int J Urol, 2015, 22（10）: 972-965.

[13] 徐庆康, 徐哲丰, 陈国军, 等. 武警某部执勤战士精索静脉曲张流行病学调查[J]. 武警医学, 2014, 25（10）: 981-982, 986.

[14] 闵立贵, 牛宏伟, 马合苏提, 等. 精索静脉曲张1620例总结[J]. 现代泌尿外科杂志, 2010, 15（1）: 57-59.

[15] 赵锦成, 苏燕胜. 某部官兵1200名精索静脉曲张情况调查分析[J]. 临床军医杂志, 2011, 39（5）: 817.

[16] 刘贵伦, 杜文华, 邓晓莉. 亚临床型精索静脉曲张及各进展期的超声观测[J]. 临床超声医学杂志, 2009, 11（10）: 678-680.

[17] SCARAMUZZA A, TAVANA R, MARCHI A. Varicoceles in young soccer players[J]. Lancet, 1996, 348（9035）: 1180-1181.

[18] 郭应禄, 辛钟成, 金杰. 男性生殖医学[M]. 2版. 北京: 北京大学医学出版社, 2016.

[19] 吴荣德, 郭宗远, 高英茂, 等. 儿童精索静脉曲张的睾丸病理组织学研究[J]. 中华泌尿外科杂志, 1996, 17（7）: 428-431.

[20] 孙辉臣, 董志英, 贾太和. 对"儿童精索静脉曲张的睾丸病理组织学研究"一文的看法[J]. 中华泌尿外科杂志, 1999, 20（4）: 216.

[21] CHU D I, ZDERIC S A, SHUKLA A R, et al. The natural history of semen parameters in untreated asymptomatic adolescent varicocele patients: a retrospective cohort study[J]. J Pediatr Urol, 2017, 13（1）: 77. e1-77. e5.

[22] KHASNAVIS S, KOGAN B A. Natural history of testicular size in boys with varicoceles[J]. J Pediatr Urol, 2015, 11（3）: 148. e1-148. e5.

第三章
精索静脉曲张的病理生理学

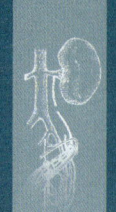

第一节 精索静脉曲张的病因

一、解剖学基础

精索静脉曲张（VC）是精索内蔓状静脉丛的异常扩张、伸长和迂曲，是男性常见病。睾丸及附睾的静脉汇集成蔓状静脉丛，经3条径路回流：①在腹股沟管内汇成精索内静脉，在腹膜后上行，左侧精索内静脉成直角汇入左肾静脉，右侧精索内静脉在右肾静脉下方约5 cm处成锐角汇入下腔静脉，其中直接汇入右肾静脉者占5%～10%；②经输精管静脉汇入髂内静脉；③经提睾肌静脉行至腹壁下静脉，汇入髂外静脉（图3-1-1）。有学者将其中精索静脉的全程分为阴囊段、腹股沟段、腹膜后段3段。阴囊段精索静脉呈丛状分布，一般有10～12条，可分为精索内静脉、精索外静脉，与输精管静脉及提睾肌静脉丛（又可细分为内、外两组）之间互有交通并逐渐汇合，在阴囊根部、腹股沟管外环附近软组织内与腹壁浅静脉、腹壁下静脉、阴部内静脉、阴部外浅静脉及旋髂浅静脉之间有广泛的吻合支，上行至腹股沟管内环附近逐渐汇成2～3支（亦称"睾丸静脉"），于腹膜后上行并汇成1～2条，左侧注入左肾静脉，右侧注入下腔静脉或右肾静脉（图3-1-1）。有研究报道，在第2腰椎平面以上有55%人群的双侧精索静脉间有交通支，而在两侧睾丸间的交通支相对较少。

第三章 精索静脉曲张的病理生理学 17

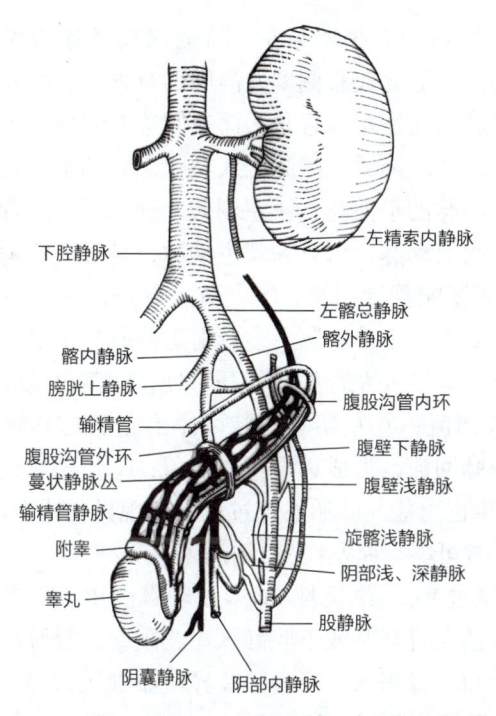

图 3-1-1 精索静脉与周边静脉的交通（以左侧为例）

二、病因

研究证实，VC 的形成是多种因素共同作用的结果，解剖及病理生理改变是发生 VC 的基础，而特殊职业、生理年龄、生活方式等因素也是 VC 的重要诱因。

（一）不同类型精索静脉曲张的病因

VC 可分为原发性和继发性两种。

1. 原发性 VC 原发性 VC 缺乏明确的致病诱因，多见于青壮年，临床上大多数为单侧发病，以左侧高发（占 77%～92%）。

目前多数研究认为其主要与左、右侧睾丸静脉的解剖学差异有关：①左侧睾丸静脉较右侧睾丸静脉的行程长；②左侧睾丸静脉汇入左肾静脉的角度接近直角，而右侧睾丸静脉汇入下腔静脉的角度为锐角；③左侧睾丸静脉汇入左肾静脉的平面较右侧睾丸静脉汇入下腔静脉的平面高；④左侧睾丸静脉汇入左肾静脉时，其前方为肠系膜上动脉，后方为腹主动脉，易形成所谓的"胡桃夹现象"，从而影响静脉回流；⑤左肾上腺静脉汇入左肾静脉，而右肾上腺静脉汇入下腔静脉，左肾上腺静脉携带的肾上腺素可弥散至左侧睾丸静脉入左肾静脉的开口处，使其出现收缩，从而影响静脉血液回流；⑥左髂总动脉可压迫左髂总静脉，从而影响左侧精索静脉回流，形成远端钳夹现象；⑦近期研究认为，原发性VC的发生也可能与胚胎发育过程中出现异常或功能障碍有关，组织胚胎异常可能是原发性VC的病因。

2. 继发性VC 继发性VC多见于青少年或中老年人，临床常见病因包括左肾静脉或下腔静脉瘤栓阻塞、肾肿瘤、腹膜后肿瘤、盆腔肿瘤、肾积水、肾囊肿及异位血管压迫等，这些因素可造成精索静脉回流障碍，从而引起VC。

（二）精索静脉曲张的病因总结

近年来国内外学者通过各项研究对VC的病因进行了总结。

1. 血管内压力增高、血液回流受阻 左侧精索静脉行程（8~10 cm）较右侧长，并成直角汇入左肾静脉（图3-1-2），且常受直立姿势下血压变化的影响，使血管内静水压力升高，血流阻力增加，最终可因静脉内血压长期升高而诱发VC。Shafik等对受试者取站立位时测定其在静息状态下和Valsalva试验时的精索静脉内压，结果发现，VC患者在静息状态下的左精索静脉内压较正常对照者平均高19.7 mmHg，Valsalva试验时平均高22.0 mmHg，而右精索静脉内压在VC患者和正常对照者中相近。

2. 胡桃夹综合征导致精索静脉回流不畅　左侧精索静脉在肠系膜动脉左侧汇入左肾静脉，左肾静脉走行于肠系膜上动脉与腹主动脉形成的夹角内并汇入下腔静脉，正常情况下此夹角为45°～60°，有肠系膜脂肪、淋巴结等充填其间而使左肾静脉不受压。青少年生长发育迅速、椎体过度伸展及体态急剧变化等因素可导致此夹角变小，当腹主动脉和肠系膜上动脉距离很近时会压迫左肾静脉，形成胡桃夹综合征（nutcracker syndrome，NCS）（图3-1-2），进而导致左侧精索静脉回流不畅，长此以往会诱发左侧VC。目前临床常通过彩色多普勒超声测量左肾静脉的内径、血流速度、流量、有无受压，以及肠系膜上动脉与腹主动脉的夹角、精索静脉内径及逆流情况等指标进行NCS的诊断。Kim等对年轻VC患者行超声及静脉插管造影检查，以肠系膜上动脉为界，将左肾静脉两侧血压差≥3 mmHg作为NCS的诊断标准，结果发现，其中37%的VC患者可见左肾静脉外肠系膜上动脉与腹主动脉间受压并伴左精索静脉反流。Nielsen等也发现，体重指数越高，VC的发病率越低，可能原因是体型越胖，肠系膜上动脉与腹主

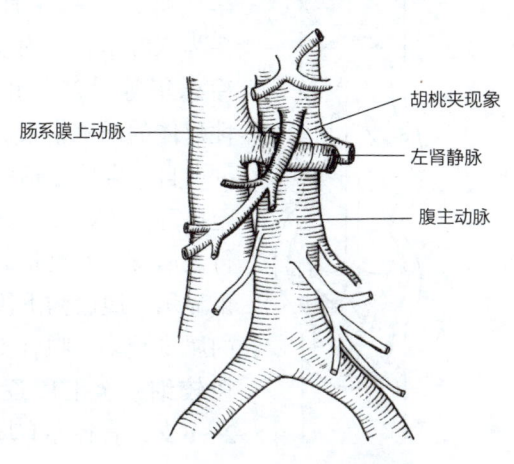

图3-1-2　胡桃夹综合征成因示意

动脉之间的夹角就越大，NCS的症状就会越轻。这些研究结果均提示，NCS是VC的一个主要病因。

3. 静脉瓣膜异常、功能障碍及关闭不全　静脉瓣是防止静脉血液反流的重要装置。有学者对曲张精索静脉和正常精索静脉进行了对照研究，发现曲张精索静脉瓣膜根部的平滑肌纤维增生肥厚，发生机化，影响其关闭程度和时间，从而导致血液反流（图3-1-3）。王丽珍等对50具成年男性尸体进行层次解剖，仔细观察各段睾丸静脉瓣膜的出现率、形态、分布及睾丸静脉外径，结果发现：左睾丸静脉瓣膜的出现率为54%，以双叶瓣多见，末端瓣膜的出现率为32%；右睾丸静脉瓣膜的出现率为52%，以双叶瓣多见，末端瓣膜的出现率为28%；左睾丸静脉上段瓣膜的出现率为40%，中段瓣膜的出现率为22%，下段瓣膜的出现率为8%；右睾丸静脉上段瓣膜的出现率为36%，中段瓣膜的出现率为18%，下段瓣膜的出现率为10%；睾丸静脉平均外径与睾丸静脉全长瓣膜平均数及末端瓣膜平均数之间未显示相关关系，提示睾丸静脉瓣膜的出现率较低，多数仅有1个瓣膜，多为双叶瓣，因而易发生VC。徐忠华等对25具正常成年男性尸体的两侧精索静脉进行解剖，自睾丸向上追踪蔓状静脉至内环上方，以观察静脉的走行及属支，并测量其直径。结果显示，腹股沟下段精索静脉的属支较多，吻合支广泛，管径较细，至上段逐渐合并为2～6支，直径亦有增粗，至内环上方5 cm汇成2～4支，直

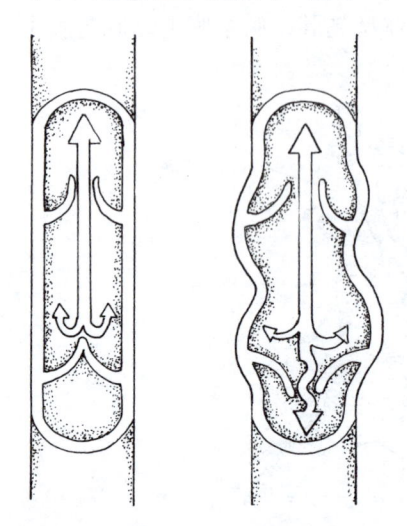

图3-1-3　静脉瓣膜异常导致血液反流

径多<3 mm，因此，研究者认为将3 mm作为VC诊断的形态学界限值较合适。但王效军等的研究发现，睾丸静脉的瓣膜缺如率高达52.5%。陈幽婷等的研究发现，左睾丸静脉瓣膜的出现率和末端开口瓣膜的出现率与静脉管径之间不存在相关关系，提示瓣膜异常对VC的影响仍有待进一步研究来证实。

4. 精索静脉管壁组织结构异常或功能障碍　Tilki等经病理检查发现，与正常精索静脉相比，曲张精索静脉血管外膜平滑肌内血管化及血管壁神经纤维密度均明显下降，提示血管壁和血管外膜血供减少导致血管壁退化及神经营养作用下降是VC的病因之一。正常精索内静脉的管壁中含有丰富的平滑肌细胞，分布于内膜、中膜、外膜3层，其收缩功能使精索内静脉具有肌性血管特征，同时，管壁内细胞外基质中的胶原可提供张力，有助于维持管壁的完整性（图3-1-4）。曾进等的研究发现，曲张精索静脉会发生明显的病理改变，表现为内皮细胞变性、脱落，平滑肌细

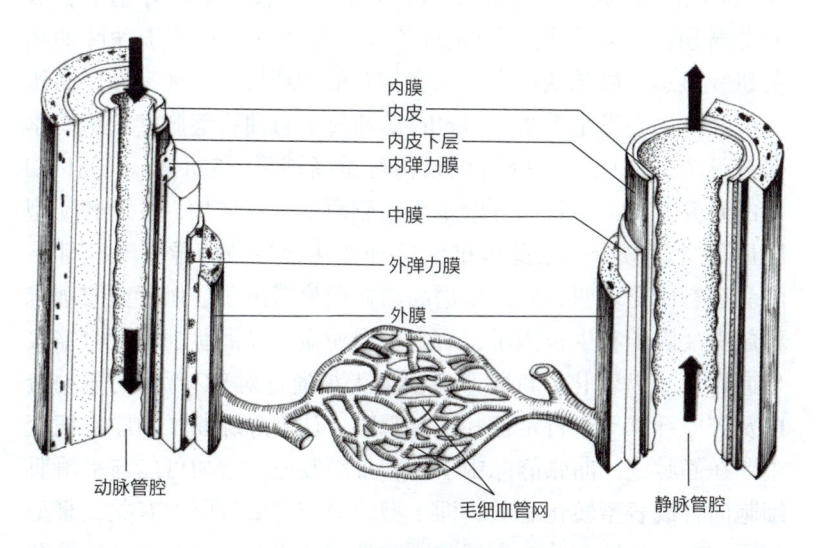

图3-1-4　精索动、静脉结构

胞出现空泡变性，中膜明显增厚，血管增殖并形成多腔血管，以及瓣膜严重机化，提示精索内静脉瓣膜功能不全、中膜肥厚及瓣膜严重机化等病理改变是引发VC的重要原因。同时，血管平滑肌细胞除具有收缩功能外，还具有合成细胞外纤维和基质的功能。部分研究认为，胶原纤维增多是导致静脉曲张的重要原因，胶原纤维在平滑肌细胞之间聚集、增多，不仅可以使平滑肌细胞之间的距离加大，还可以促进平滑肌细胞从收缩表型向合成表型进行转化，使平滑肌收缩效应进一步减弱，这种发生在静脉管壁结构中的平滑肌细胞和胶原纤维等主要结构的变化可导致静脉壁的收缩性和弹性降低，最终使静脉易曲张。此外，静脉曲张血管重塑是发生在曲张静脉中的以平滑肌细胞和细胞外基质等主要成分的结构发生改变的过程，是静脉壁为适应各种病理状态而出现代偿机制的结果。1994年，Gibbons等提出血管重塑是在生长因子、血管活性物质和血流动力学改变等多种因素的作用下，血管壁细胞增殖、死亡、迁移及细胞外基质合成和分解所致的血管结构变化过程。而自体静脉移植于动脉的相关研究显示，静脉从稳定、压力相对低的环境到有搏动性、高压力的环境后会发生重塑。Chellol等通过取自曲张静脉壁的组织学研究证实，曲张静脉壁组织结构可重新塑形。Sansilvestri-Morel等的研究发现，曲张静脉壁中Ⅰ型胶原的含量增加，Ⅲ型和Ⅴ型胶原的含量减少，据此可推断这种变化会导致静脉壁顺应性下降。还有研究表明，静脉压增高与血液瘀滞可激活血管内皮细胞释放炎症因子和生长因子，后者可促使血管平滑肌细胞由收缩表型向合成表型转化。近年来有研究人员通过对VC管壁的肌动蛋白及胶原纤维等进行定性和定量观察，认为静脉曲张的原发病变主要在静脉壁，曲张静脉中Ⅰ型和Ⅲ型胶原的增加可能与平滑肌细胞向合成表型转化有关，即Ⅰ型胶原与管壁抗张力有关，Ⅲ型胶原与管壁弹性有关，Ⅰ型胶原和Ⅲ型胶原含量的变化可使管壁弹性降低。此外，Tilki等的研究发现，正常精索静脉内腔会有规律地节段性缩小，这是由血管壁外层纵行平滑肌节段性、有规律地交叉入内层而形成环形平滑肌束导致的，然而对比观察曲张精索静脉时，此结构基本消失，提示这种管腔结构是精索静脉内血液回流的重要机制，这种管腔构造的丧失可能是引发VC的重要病理基础。

5. **蔓状静脉丛及周围组织出现异常及萎缩**　主要表现为蔓状静脉丛的静脉壁及周围结缔组织薄弱、阴囊内静脉旁肌肉缺乏、提睾肌发育不全及精索被膜萎缩、松弛。精索静脉筋膜肌管由精索外筋膜、提睾肌和精索内筋膜构成。筋膜由不同方向排列的充满胶原的弹性纤维交织而成并与提睾肌融合，其间有肌束穿过，这种结构对蔓状静脉丛起到血液回流泵的作用。张建军等通过病理学研究以发现VC与提睾肌发育不良或萎缩的关系，结果显示，绝大多数VC患者有不同程度的提睾肌发育不良或萎缩，且VC严重者的提睾肌发育不良或萎缩较明显，但是，提睾肌发育不良或萎缩是VC的病因还是结果仍需进一步研究来明确。此外，有学者认为筋膜肌管各层与腹前壁各肌层相移行，因此，其同后者的运动变化是一致的。当腹前壁肌肉收缩时，提睾肌受刺激而收缩，精索内、外筋膜被拉紧，这不仅可以促进蔓状静脉丛的血液回流，还可以防止精索内静脉的血液反流，当精索筋膜肌管出现功能障碍时，可使泵的效能降低，不能抗衡因腹壁肌肉收缩而增加的静脉压力，加之结构上的异常（如弹性纤维因萎缩而失去弹性），静脉丛淤血、扩张更增加了软弱的筋膜肌管及泵结构的负担，从而与VC一起形成恶性循环。笔者在开展外环下显微镜下精索结构的研究时就发现，部分患者（以青少年患者为主）的提睾肌发育不良或较纤细，精索被膜萎缩、松弛，该部分患者的VC多表现为精索内静脉普遍扩张，而非以1～2条静脉扩张为主。

6. 异常血流 部分解剖学、影像学研究发现，精索内静脉在上行过程中常发出分支与肾包膜静脉、输尿管静脉相交通。此外，精索内静脉、输精管静脉及提睾肌静脉之间互有交通，并在阴囊根部、腹股沟管外环附近软组织内与腹壁浅静脉、腹壁下静脉、阴部内静脉、阴部外浅静脉及旋髂浅静脉之间有广泛的吻合支，最终与髂内静脉、髂外静脉和股静脉之间都存在相互连接的交通支。Lenz等在行精索静脉造影后，将其归纳为5种类型：Ⅰ型精索静脉仅有1条主干，进入盆腔后可有分叉；Ⅱ型精索静脉在邻近肾静脉处有2个开口；Ⅲ型精索静脉主干在高位发出1条分支；Ⅳ型精索静脉与肾段静脉或腹膜后之间有侧支血管的形成；Ⅴ型肾静脉有双分支，有时形成一个环。其中，Ⅳ型和Ⅴ型的变异较大。

此外，宋艳等的研究认为，因青春期睾丸动脉灌注超过静脉血管容积，易引起青春期VC。梁朝朝等的研究认为，VC的病因除上述机械性因素外，还有重要的动力性因素，即在性发育过程中，高压力的静脉回流刺激精索静脉，刺激的强度和频度及血管本身发育的个体差异导致VC患者的静脉更易迂曲、扩张。该研究还发现，在308例双侧VC患者中，190例（62%）患者的左侧病情重于右侧，其原因可能是左、右侧精索静脉之间存在交通支，左侧VC在形成过程中可通过侧支循环引起右侧精索静脉曲张。部分学者认为，正是由于上述两侧精索静脉间有广泛的吻合支、交通支及静脉变异，可导致手术结扎后VC复发，因此，临床上在对手术方式的选择上应慎重。

7. 人体直立姿势及负重训练 有研究认为，人体直立姿势及负重训练是青壮年原发性VC的重要诱因。宋艳等通过对国内士兵VC病因的分析提出：①士兵在军事训练中经常进行高强度、大运动量的训练，尤其是长时间站立、长途负重行军，加之左精索静脉的解剖特点，易造成静脉回流压力过大；②在军事训练活动中，士兵常因精神紧张、生活饮食及如厕不规律而引起排便功能紊乱，使粪便滞留于乙状结肠的时间过长，易造成左精索内静脉受压，使静脉血液回流阻力增加，从而易导致VC的发生。提示科学施训、养成良好的生活习惯、开展生殖健康教育，可使士兵对VC的病因、症状、危害及治疗有明确的认识，从而在心理上减轻压力，而对于患有VC的士兵，应培养其积极治疗的系统防治观念。

8. 性活跃期间高压力的阴茎静脉回流 曾有学者对青少年VC进行流行病学研究，发现VC在小儿罕见，到了青春期，其患病率骤升，而成年人的患病率并不会继续上升，即VC的患病率与性发育有同步的关系。吴伟成等曾对阴茎的大小进行测量，发现VC患者的阴茎大于非VC患者，从而推测VC的发生与性发育有密切关系。目前大多数研究者认为，青少年性冲动频发，外生殖器充血，动脉灌注超过静脉容积，易引起阴茎背静脉与精索静脉之间的交通支开放或侧支循环形成，使精索静脉迂曲、扩张。梁朝朝等通过流行病学统计探索青少年VC的发病原因，结果发现，手淫者患VC的可能性是非手淫者的27倍，且手淫的发生年龄高峰与VC患病年龄高峰一致，提示青少年VC是在解剖因素基础上，由手淫这个动力性因素引起的。VC与手淫有相关性，分析其原因，可能是手淫导致阴茎勃起、充血，高压力的阴茎静脉回流引起阴茎背静脉与精索静脉之间的交通支开放或侧支循环形成，然而青少年精索静脉的血管壁尚未发育完善，在高压力静脉回流的影响下可引起精索静脉迂曲、扩张。

（赵良运　张亚东　邓春华）

> **点 评**
>
> 感谢业内的研究者们,他们经过多年的努力,将有关精索静脉曲张的众说纷纭、不同因素之间又相互影响的复杂病因进行"抽丝剥茧",一一呈现在我们面前。无疑,其中的部分观点仍有不足之处,仍有待进一步研究来证实,甚至有可能在将来被不断改进或推翻,但正是这些并不完善甚至有些"荒谬"的探索和推测,促使医学不断进步,从无知的黑夜中一点点靠近黎明,并最终触及真理的光辉。在此,向所有的医学先行者、探索者及默默奉献者致以最诚挚的敬意!
>
> (赵良运 涂响安)

第二节 精索静脉曲张的发病机制

一、精索静脉曲张对生育的影响机制

1880年,英国外科医师Barfield首次报道VC会导致不育。1929年,Macomber和Sander报道行双侧精索静脉结扎术可以恢复生育能力,但当时并未引起广泛重视。1952年,Tullocb报道手术治疗可以使无精子症VC患者恢复生育能力,这才真正引起人们的重视。目前研究发现,在男性不育症患者中,VC的发病率为20%~40%,在继发性男性不育症患者中约为70%。VC患者中约65%会出现精子浓度降低,且90%的患者会出现精子活力下降。然而,VC引起不育的确切机制迄今尚未完全清楚,目前认为可能与以下因素有关。

1. 睾丸局部温度升高 精索蔓状血管丛紧贴皮下,由血流方向相反的动脉和静脉组成,这些静脉和动脉在某些区域仅以血

管壁相隔，静脉丛包绕着动脉，其走行迂曲，且血流缓慢。这种解剖关系及血流动力学特点构成了一种逆流热交换系统，以调节精子生成环境的温度（睾丸温度较直肠温度低2~4 ℃）。VC患者的精索静脉内血液瘀滞，蔓状静脉丛和围绕睾丸白膜的静脉丛的逆流热交换减少，导致阴囊和睾丸温度升高。由于双侧睾丸之间存在交通支，单侧VC也可引起健侧睾丸温度的升高。

早在1921年，Grem等首先提出VC时睾丸温度升高是引起患者不育的重要原因之一。睾丸温度升高引起生育功能损害的可能机制：①即使睾丸温度升高的幅度很小，也会使精子整合氨基酸的速度显著减慢，从而干扰正常蛋白质的合成，影响精母细胞的分化，导致精子发育停滞；②睾丸生殖细胞内的DNA聚合酶为温度依赖性，温度升高会影响这些酶的活性；③睾丸高温环境还可以通过热应激引起氧化应激，导致生殖细胞凋亡，而热激蛋白（heat shock protein，HSP）可能具有阻止生殖细胞凋亡的作用；④睾丸温度升高可引起生精小管变性，抑制精子的发生，导致少精甚至无精；⑤高温可引起睾丸支持细胞（Sertoli细胞）变性，导致血睾屏障破坏，诱发机体产生抗精子抗体，通过睾丸自身免疫反应损害生殖细胞。

2. 微循环障碍与组织缺氧 VC患者的精索静脉瓣膜缺失或发育不全可引起静脉血液瘀滞、反流，使静脉压升高，一方面直接引起微动脉及毛细血管前括约肌收缩；另一方面通过诱发交感神经兴奋，使睾丸小动脉和微动脉收缩，血流阻力增加，从而影响睾丸血供，导致睾丸缺氧和代谢障碍，影响精子的形成。

微循环障碍时睾丸的病理生理改变主要表现为间质水肿、间质小血管变性及生精小管界膜病变。间质小血管是睾丸内起支持、营养作用及进行物质交换的重要组成结构。间质水肿时，间质中的微动脉和毛细血管管壁增厚，管腔变小甚至闭塞，导致血流减少甚至中断，影响生精小管的正常物质交换，造成睾丸营养供应障碍及代谢产物蓄积,促进生精上皮破坏。生精小管界膜是生精细胞、支持细胞在营养代谢过程中进行物质交换的唯一场所,界膜病变可严重影响生精细胞和支持细胞的营养供应及代谢废物的排泄。

VC患者的睾丸病变呈现不均一性,组织学上表现为特殊的"斑点样",即病变与正常的生精小管交错存在。这是因为VC导致睾丸内血流重新分布,一些区域的静脉和毛细血管淤血,动脉血流减少,局部生精小管血供减少,而另一些生精小管的血供代偿性增加,以维持其正常功能。

3. 血管活性物质反流 发生VC时,精索内静脉瓣膜发育不良或缺失,来源于肾脏或肾上腺的代谢产物可以通过精索内静脉或肾周脂肪、筋膜与精索内静脉的交通支反流至睾丸。这些代谢产物包括5-羟色胺(5-hydroxytryptamine,5-HT)、前列腺素F2α(prostaglandin F2α,PGF2α)、儿茶酚胺、类固醇激素等,它们不仅具有直接的生精损害作用,还能通过其他间接途径影响生精功能。目前研究认为,5-HT和PGF2α对生精功能的影响最大。

5-HT是一种重要的神经递质,其与血管平滑肌细胞表面的5-HT受体结合后可以引起外周血管强烈收缩。血液中的5-HT很少呈游离状态,主要与血小板结合。发生VC时,5-HT随血液反流至睾丸,加之睾丸周围血液瘀滞,可导致血小板聚集,并释放大量5-HT。研究表明,VC患者精索内静脉血中5-HT的含量显著高于外周血,并且显著高于正常人精索内静脉血中5-HT的含量。睾丸内5-HT异常增多,可引起睾丸内微血管过度收缩,直接影响睾丸血供,导致间质细胞肿胀变性和间质纤维化,抑制睾丸内雄激素的合成,促使未成熟精子提前脱落。此外,5-HT还可引起生精细胞内线粒体排列紊乱、嵴形态异常、鞘局部或完全缺失。线粒体供能受到干扰,睾丸组织能量代谢出现障碍,精子发生终止于精母细胞和精子细胞阶段,同时精子活力下降,从而影响男性生育功能。

PGF2α是一种血管收缩物质。正常情况下，睾丸组织内含一定量的PGF2α，若PGF2α超过生理浓度则会影响生精功能。实验证实，给予大鼠睾丸内直接注射PGF2α可导致睾丸重量减轻。发生VC时，睾丸内PGF2α的含量升高可能是睾丸本身病变引起，也可能是肾脏或肾上腺的PGF2α通过精索内静脉反流至睾丸所致。动物实验证实，VC可以引起双侧睾丸组织内PGF2α的含量升高，以曲张侧升高最为明显，且双侧睾丸内曲细精管平均直径的变化与PGF2α含量呈负相关。关于PGF2α损害生精功能的确切机制尚未完全明确，目前认为高浓度的PGF2α可以引起睾丸内微血管过度收缩，减少睾丸血供，同时还可以损害蔓状静脉丛的功能，破坏逆流热交换系统，进而导致生精异常。

4. 氧化应激 近年来的研究发现，氧化应激是VC导致不育的重要分子机制之一。体内活性氧（reactive oxygen species，ROS）生成过多及抗氧化机制缺陷可以引起氧化应激。ROS是一类具有高度反应活性的含氧基团，包括H_2O_2及外周轨道上含有未配对电子的不稳定自由基（如羟自由基、超氧阴离子、氮自由基等），其在生理条件下对精子获能、顶体反应等生理功能是必需的，当ROS过度生成而清除障碍时则会损害生精功能。研究证实，发生VC时睾丸内的脂质过氧化主要代谢产物4-羟基壬烯酸修饰的蛋白及$p53$表达显著升高，表明睾丸内的确存在氧化应激。发生VC时，精索内静脉血流瘀滞，睾丸局部缺氧、代谢性酸中毒、无氧酵解增强，使腺苷三磷酸（adenosine triphosphate，ATP）分解为次黄嘌呤，并在次黄嘌呤氧化酶的作用下产生大量ROS，从而破坏氧化/还原的动态平衡，过度激活促凋亡基因$p53$和Ca^{2+}/Mg^{2+}依赖的核酸内切酶及脂质过氧化而损伤细胞膜等，均可诱发生精细胞凋亡。ROS通过启动细胞膜脂质过氧化，生成大量脂质过氧化物（lipid peroxide，LPO），后者可攻击细胞生物膜，抑制腺苷酸环化酶活化，从而使环磷酸腺苷（cyclic adenosine monophosphate，cAMP）减少，导致精子形态、功能及代谢的异常。另外，VC还可导致精子膜损害，使膜上的氧自由基缺陷型和隐匿型受体暴露、活化，导致氧自由基的生成增加。发生VC时，精索静脉血中谷胱甘肽过氧化物酶的活性显著低于外周静脉血，因此不能有效减轻和阻断脂质过氧化反应，从而使自由基的生成增加，自由基的连锁反应和红细胞中的丙二醛（malondialdehyde，MDA）对细胞各级生物膜均有毒性作用，并最终影响精子发生，导致精子数量过少、形态异常、运动障碍，以及不成熟精子的数量增加。

附睾中的ROS主要来源于附睾组织、精子细胞和管腔中的白细胞。若这些ROS未被及时清除，也会产生氧化应激，从而损伤附睾上皮分泌的蛋白质、破坏精子脂膜的流动性及影响精子DNA的完整性。研究发现，VC大鼠附睾组织中的低氧诱导因子1α（hypoxia inducible factor-1α，HIF-1α）的表达显著高于正常大鼠，而肉碱和唾液酸的含量显著降低，并且肉碱和唾液酸的含量与HIF-1α的表达呈负相关，说明VC可以导致附睾的抗氧化机制异常，从而损害附睾功能。

5. 一氧化氮 一氧化氮（nitric oxide，NO）是一种具有生物学活性的毒性分子和信使分子，由L-精氨酸在一氧化氮合酶（nitric oxide synthase，NOS）的作用下催化生成。NO广泛存在于哺乳动物的睾丸、附睾、输精管及前列腺组织中，对生殖过程具有重要的调节作用。NO对精子具有双重影响，低水平NO可以灭活超氧阴离子，防止细胞膜发生脂质过氧化反应，刺激睾酮的合成、分泌，促进精子活化和获能，提高精子活动度，而高水平NO可通过减少睾丸血供、抑制性激素分泌、损害生精过程、降低精子活动度、减少精子获能、降低顶体反应率，导致生育力下降。

Ozbed等的研究发现，发生VC时精索静脉血中NO的含量显著升高，并且精索静脉血中NO的含量与精子的密度、活力呈负相关，由此推测，发生VC时NO的含量升高与VC导致不育之间存在密切关系。目前研究认为，其可能的机制包括：①NO可以抑制三羧酸循环中乌头酸酶、线粒体电子传递链系统中的还原型烟酰胺腺嘌呤二核苷酸磷酸（reduced nicotinamide adenine dinucleotide phosphate，NADPH）脱氢酶等，从而抑制ATP生成，降低精子活力，尤其是快速前向运动精子的数量可显著减少；②NO可以抑制睾丸间质细胞内细胞色素氧化酶P450的活性，影响睾酮的合成；③NO可以与超氧化物形成过亚硝酸盐，其毒性比NO更强；④NO可能会引起Bcl-2 mRNA的表达下调，而使胱天蛋白酶3的活性升高，导致生精细胞凋亡增加，从而影响生育能力；⑤NO还可导致诱导型一氧化氮合酶（inducible nitric oxide synthase，iNOS）过度表达，抑制DNA合成和线粒体呼吸链中的酶，从而产生细胞毒性，抑制精子的运动能力，降低顶体反应率。

6. 细胞凋亡 近年来的研究认为，生精细胞凋亡异常是VC导致不育的重要原因之一。在正常的生精过程中，25%~75%的生精细胞发生凋亡，从而清除过多或在DNA损伤后无法修复的生精细胞，以维持生精细胞与支持细胞的适当比例。发生VC时，阴囊温度升高、雄激素水平下降、血液中代谢产物浓度升高、氧化应激及自身免疫反应等因素都会诱发生殖细胞凋亡。VC引起的生殖细胞凋亡是双侧性的，并且凋亡途径一旦启动，不再依赖VC的持续存在。VC可引起精子的凋亡相关表型增加，包括精子质膜磷脂酰丝氨酸（phosphatidyl serine，PS）外翻、线粒体功能障碍及精子DNA损伤。研究发现，精子密度及活力均在正常范围内的VC患者，其精子PS外翻、线粒体功能障碍及核DNA损伤均增加，表明这类患者其实已经存在精子凋亡损伤。Fujisawa等发现，VC伴少精子症患者的精浆中可溶性Fas（sFas）显著减少，且sFas含量与精子密度呈正相关。sFas与Fas结合后不传递凋亡信号，从而阻断Fas/Fas配体（FasL）结合后介导的细胞凋亡，因此，精浆中的sFas减少后，其对Fas介导的凋亡抑制作用减弱，导致生殖细胞凋亡增多。

7. 免疫因素 精子具有抗原性，正常情况下，由于受到血睾屏障的隔离、机体免疫抑制功能和主动免疫调节机制等因素的制约，机体并不会对精子产生自身免疫反应。VC患者的睾丸内静脉压力增大，局部代谢产物不易排出，易导致毒素蓄积，血睾屏障被破坏，免疫复合物沉积于睾丸组织中，导致精子释放入血液中，从而诱发机体产生抗精子抗体（antisperm antibody，AsAb）。AsAb可以干扰精子的形成和发育，使精子凝集、制动，损害精子穿透宫颈黏液的能力，并阻碍精子获能和穿透卵细胞膜，影响受精卵着床和发育，从而导致不育。由于双侧睾丸具有相同的抗原性，因而产生的AsAb也可导致健侧睾丸产生自身免疫反应，从而损伤生育功能。发生VC时，睾丸温度升高可使睾丸支持细胞变性，引起血睾屏障破坏，精子释放入血液后产生AsAb，形成的免疫复合物经受损的血睾屏障沉积于睾丸间质细胞和精原细胞后，可进一步诱发睾丸产生自身免疫反应，并且这种免疫反应在结扎曲张的精索静脉后仍会持续存在。此外，VC可引起局部抵抗力下降，易引发生殖道解脲支原体反复感染，并刺激局部淋巴细胞产生炎症反应，从而导致细胞损伤，这是VC导致不育的另一个因素。

然而，关于AsAb在VC导致不育中是否起重要作用，目前仍存在争议。Djaladat等通过检测VC患者在术前、术后血液中AsAb的水平及特发性不育症患者血中AsAb的水平，发现VC患者术前血液中的AsAb水平显著高于特发性不育症患者，而精索内静脉结扎术后患者的AsAb水平显著降低。Verajankorva等却认为，AsAb与VC并无直接相关性，输精管部分狭窄才是导致自身抗体产生的主要原因。

综上所述，VC对生育功能的影响包含精子的发生、成熟及其与卵子的结合等多个环节。尽管相关的研究已深入超微结构及分子水平，但是目前任何单一研究或假说均未能完全解释VC影响生育的病理生理机制。VC引起男性不育的因素是多方面的，各因素之间又相互联系、相互影响，构成了一个复杂的有机整体，共同作用于机体，最终导致精子形态异常及功能障碍。

二、精索静脉曲张对疼痛的影响机制

据统计，VC患者疼痛的发生率为2%~10%。VC引起的疼痛通常表现为钝痛或坠胀感，锐痛少见，疼痛可因体力劳动或久站而诱发或加剧。VC引起睾丸痛的机制尚待阐明。有假说认为，VC可增加阴囊内的重量，导致精索组织的张力增加，从而引起慢性睾丸钝痛。此外，曲张的精索静脉牵拉并压迫神经、阴囊内的温度升高、静脉血流瘀滞引起组织局部缺血及肾脏代谢产物的逆流等因素也可能是导致睾丸疼痛的原因。根据现代疼痛学的理论可推测，以上各因素或可激活外周伤害感受器产生神经冲动，经由神经纤维上传至背根神经节，再由脊髓内的神经通路传至脊髓背角，又经过中侧和背侧脊髓丘脑束向上传到大脑，从而引起疼痛的感觉。

三、精索静脉曲张对雄激素的影响机制

有关VC对雄激素的影响仍存在争议。大部分研究结果表明，VC患者的血清睾酮水平下降，VC是雄激素低下或缺乏的危险因素之一。但也有少数研究发现，VC患者的血清睾酮水平升高。

VC患者血清睾酮水平降低的可能机制：①VC影响睾丸局部微环境，通过高温、毒素、低氧、氧化应激等因素对睾丸间质细

胞产生进行性损害，使细胞出现功能障碍或凋亡，引起睾酮合成下降，从而导致血清中睾酮水平降低；②VC可通过影响下丘脑-垂体-性腺轴导致男性性腺功能减退，从而使雄激素水平下降。对VC患者行双侧睾丸活检可发现，其睾丸发生萎缩，睾丸间质细胞增生（通常为细胞质空泡化），睾酮阳性的睾丸间质细胞数量减少。1992年世界卫生组织进行的一项大规模生育力评估研究发现，30岁以上VC患者的睾酮水平显著低于30岁以下的患者，但在正常对照组中没有观察到这种差异，提示VC可持续性影响血清睾酮水平。此外，VC对青春期男性睾丸也可造成持续性损害。动物实验同样证实，VC可通过影响大鼠睾丸间质细胞的结构及功能使血清睾酮水平下降。

关于VC手术治疗对雄激素的影响同样也存在争议。有研究报道，手术治疗可提高患者的血清睾酮水平。也有研究报道，手术治疗并不能提高患者的血清睾酮水平。早期研究多为回顾性研究，存在较明显的选择偏倚，且多采用非显微手术方式，因此，研究结果之间难免存在差异。部分早期研究未观察到手术前后血清睾酮水平的升高，可能的原因：首先，缺乏良好的试验设计方案，例如，未纳入术前血清睾酮处于正常水平及以上的VC患者；其次，大多数早期研究的最初目的是减轻睾丸疼痛和提高生育能力，而非检测血清睾酮水平的变化；最后，早期研究通常样本量较小，在方法学及检测血清睾酮的时间间隔上也存在一定的差异。

现在，越来越多的循证医学证据表明，VC确实能引起睾丸间质细胞功能的紊乱，导致雄激素的合成减少，而手术治疗可以提高血清睾酮水平。近期一系列研究均表明，术前血清睾酮水平低于正常基准值（13.88 nmol/L）的患者经过手术治疗后，睾酮水平得到明显的提升。Hsiao等的研究进一步表明，显微精索静脉结扎术可使术前出现性腺功能减退的不同年龄组（<30岁、

30～39岁、≥40岁）人群的血清睾酮水平提高，而术前血清睾酮水平处于正常基准值以上的患者未见明显变化。然而，患者术后睾酮的升高水平并不相近，而是处于一个合理的变动范围内。一般认为，当术后血清睾酮水平提高至5.21 nmol/L时才具有临床意义。此外，VC的临床分级、严重程度与术后血清睾酮升高的水平之间并无相关性，而与阴囊温度升高的程度有一定的相关性。更严重的VC可能单纯导致雄激素受体数量增多，而对于睾丸间质细胞内类固醇的生成并无直接影响，因此，其与血清睾酮水平的相关性不高。升高的阴囊温度可通过睾丸内氧化应激水平介导睾丸间质细胞的凋亡，导致类固醇生成减少、睾酮合成减少，最终导致血清睾酮水平的下降。

（杨其运　万子　田汝辉　邓春华　余敬威　庄锦涛　涂响安　谢云　高勇　孙祥宙）

参 考 文 献

[1] 赵斌，吴荣德，于启海，等. 儿童精索静脉曲张患病情况的调查[J]. 中华小儿外科杂志，2005，26（3）：132-134.

[2] DOHLE G R, GLASSBERG K I. How common are varicocoeles? New data on the prevalence in adolescence and new discussions[J]. Andrology, 2013, 1（5）: 661-662.

[3] 徐忠华，孟彦，郑宝钟，等. 精索静脉的应用解剖研究[J]. 山东医科大学学报，2001，39（1）：51-52.

[4] 吴阶平，裘法祖. 黄家驷外科学[M]. 6版. 北京：人民卫生出版社，2000.

[5] 王丽珍，杨志甫，杜颋. 睾丸静脉瓣膜的研究[J]. 包头医学院学报，2009，25（2）：138-139.

[6] 刘应清,马成民. 精索静脉曲张的病因学研究进展[J]. 山东医药, 2009, 49 (10): 115-116.

[7] MOHAMMADI A, GHASEMI-RAD M, MLADKOVA N, et al. Varicocele and nutcracker syndrome: sonographic findings[J]. J Ultrasound Med, 2010, 29 (8): 1153-1160.

[8] 张思孝,唐孝达,陈宗福,等. 精索静脉曲张症的流行病学调查和遗传度、出生季节与发病关系的分析[J]. 男性学杂志, 1990, 4 (2): 80-82.

[9] SHAFIK A, BEDEIR G A. Venous tension patterns in cord veins. I. In normal and varicocele individuals[J]. J Urol, 1980, 123 (3): 383-385.

[10] KIM W S, CHEON J E, KIM I O, et al. Hemodynamic investigation of the left renal veinin pediatric varicocele: Doppler US, venography, and pressure measurements[J]. Radiology, 2006, 241 (1): 228-234.

[11] NIELSEN M E, ZDERIC S, FREEDLAND S J, et al. Insight on pathogenesis of varicoceles: relationship ofvaricocele and body mass index[J]. Urology, 2006, 68 (2): 392-396.

[12] 王效军,李应义,戴波. 睾丸静脉应用解剖学研究[J]. 宁夏医科大学学报, 2002, 24 (2): 93-94.

[13] 陈幽婷,王玉兰,刘志安. 左睾丸静脉腰段的形态特征[J]. 徐州医学院学报, 2001, 21 (3): 201-203.

[14] TILKI D, KILIC E, TAUBER R, et al. The complex structure of the smooth muscle layer of spermatic veins and its potential role in the development of varicoceletestis[J]. Eur Urol, 2007, 51 (5): 1402-1409.

[15] 曾进,章咏裳,周四维,等. 精索静脉曲张不育症精索内静脉的病理组织学观察[J]. 临床泌尿外科杂志, 1997, 12 (3): 183-185.

[16] 王岭,李南林,张震. 人体正常和曲张的大隐静脉中胶原亚型的比较[J]. 第四军医大学学报, 2003, 24 (8): 744-746.

[17] GIBBONS G H, DZAU V J. The emerging concept of vascular remodeling[J]. N Engl J Med, 1994, 330(20): 1431-1438.

[18] CHELLO M, MASTROROBERTO P, ZOFREA S, et al. Analysis of collagen and elastin content in primary varicose[J]. J Vase Surg, 1994, 20(3): 490.

[19] SANSILVESTRI-MOREL P, RUPIN A, BADIER-COMMANDER C, et al. Imbalance in the synthesis of collagen type Ⅰ and collagen type Ⅲ in smooth muscle cells derived from human varicose veins[J]. J Vasc Res, 2001, 38(6): 560-568.

[20] 刘学银, 苟欣. 精索静脉曲张管壁肌动蛋白和胶原的定性与定量分析[J]. 中国组织工程研究与临床康复, 2008, 12(15): 2859-2862.

[21] 张建军, 金讯波. 精索静脉曲张与提睾肌发育不良或萎缩的关系[J]. 泌尿外科杂志(电子版), 2009, 1(2): 27-29.

[22] LENZ M, HOF N, KERSTING-SOMMERHOFF B, et al. Anatomic variants of the spermatic vein: importancefor percutaneous sclerotherapy of idiopathic varicocele[J]. Radiology, 1996, 198(2): 425-431.

[23] 宋艳, 赵丽萍. 士兵精索静脉曲张病因分析[J]. 世界最新医学信息文摘(连续型电子期刊), 2016, 16(6): 94.

[24] 康立新, 张元芳. 青春期精索静脉曲张[J]. 中华男科学, 2002, 8(1): 64-66.

[25] 梁朝朝, 王克孝, 陈家应, 等. 男性青少年精索静脉曲张的流行病学研究[J]. 安徽医科大学学报, 1996, 31(1): 27-29.

[26] 吴伟成, 杨文质, 赵永, 等. 阴茎测量方法的探讨及正常标准[J]. 中华泌尿外科杂志, 1992, 13(6): 449-452.

[27] 梁朝朝, 王克孝, 陈家应. 精索静脉曲张病因的病例对照研究[J]. 安徽医科大学学报, 1998, 33(4): 293-294.

[28] FRENCH D B, DESAI N R, AGARWAL A. Varicocele repair: does it still have a role in infertility treatment?[J]. Curr Opin Obstet Gynecol,

2008, 20 (3): 269-274.
- [29] SHIRAISHI K, TAKIHARA H, MATSUYAMA H. Elevated scrotal temperature, but not varicocele grade, reflects testicular oxidative stress-mediated apoptosis[J]. World J Urol, 2010, 28 (3): 359-364.
- [30] FERLIN A, SPELTRA E, PATASSINI C, et al. Heat shock protein and heat shock factor expression in sperm: relation to oligozoospermia and varicocele[J]. J Urol, 2010, 183 (3): 1248-1252.
- [31] COZZOLINO D J, LIPSHULTZ L I. Varicocele as a progressive lesion: positive effect of varicocele repair[J]. Hum Reprod Update, 2001, 7(1): 55-58.
- [32] DEVOTO E, MADARIAGA M, LIOI X. Causes of male infertility. The contribution of the endocrine factor[J]. Rev Med Chil, 2000, 128 (2): 184-192.
- [33] BARTOOV B, ELTES F, REICHART M, et al. Quantitative ultramorphological (QUM) analysis of human sperm: diagnosis and management of male infertility[J]. Arch Androl, 1999, 42 (3): 161-177.
- [34] 邓庆高, 葛根, 管炜云, 等. 精索静脉曲张大鼠睾丸病理及前列腺素变化的研究[J]. 男性学杂志, 1997, 11 (3): 167-170.
- [35] ABAYASEKARA D R, KURLAK L O, JEREMY J Y, et al. The levels and possible involvement of leukotriene B_4 and prostaglandin F_2 alpha in the control of interstitial fluid volume in the rat testis[J]. Int J Androl, 1990, 13 (5): 408-418.
- [36] AITKEN R J, JONES K T, ROBERTSON S A. Reactive oxygen species and sperm function: in sickness and in health[J]. J Androl, 2012, 33 (6): 1096-1106.
- [37] SHIRAISHI K, NAITO K. Increased expression of Leydig cell haem oxygenase-1 preserves spermatogenesis in varicocele[J]. Hum Reprod, 2005, 20 (9): 2608-2613.

[38] ALTUNOLUK B, EFE E, KURUTAS E B, et al. Elevation of both reactive oxygen species and antioxidant enzymes in vein tissue of infertile men with varicocele[J]. Urol Int, 2012, 88(1): 102-106.

[39] DU PLESSIS S S, AGARWAL A, HALABI J, et al. Contemporary evidence on the physiological role of reactive oxygen species in human sperm function[J]. J Assist Reprod Genet, 2015, 32(4): 509-520.

[40] OZDAMAR A S, SOYLU A G, CULHA M, et al. Testicular oxidative stress. Effects of experimental varicocele in adolescent rats[J]. Urol Int, 2004, 73(4): 343-347.

[41] WANG H F, SHI B K, CHU M M, et al. Expression of hypoxia induced factor-1 alpha and function of epididymis in varicocele: experiment with rats[J]. Zhonghua Yi Xue Za Zhi, 2008, 88(24): 1670-1672.

[42] OZBEK E, TURKOZ Y, GOKDENIZ R, et al. Increased nitric oxide production in the spermatic vein of patients with varicocele[J]. Eur Urol, 2000, 37(2): 172-175.

[43] ROMEO C, IENTILE R, SANTORO G, et al. Nitric oxide production is increased in the spermatic veins of adolescents with left idiophatic varicocele[J]. J Pediatr Surg, 2001, 36(2): 389-393.

[44] YILDIZ O, GUL H, OZGOK Y, et al. Increased vasoconstrictor reactivity and decreased endothelial function in high grade varicocele: functional and morphological study[J]. Urol Res, 2003, 31(5): 323-328.

[45] 张大田, 王勇, 刘岩, 等. N-硝基-L-精氨酸甲酯对大鼠精索静脉曲张生精细胞Caspase-3酶及bcl-2基因的影响[J]. 中国男科学杂志, 2009, 23(1): 14-18.

[46] 许苑, 徐庆阳, 杨本海, 等. 一氧化氮、一氧化氮合酶与伴精索静脉曲张不育患者精液参数的关系[J]. 中华男科学杂志, 2008, 14(5): 414-417.

[47] WU G J, CHANG F W, LEE S S, et al. Apoptosis-related phenotype of ejaculated spermatozoa in patients with varicocele[J]. Fertil Steril, 2009, 91(3): 831-837.

[48] FUJISAWA M, ISHIKAWA T. Soluble forms of Fas and Fas ligand concentrations in the seminal plasma of infertile men with varicocele[J]. J Urol, 2003, 170(6 Pt 1): 2363-2365.

[49] BOZHEDOMOV V A, TEODOROVICH O V. Epidemiology and causes of autoimmune male infertility[J]. Urologiia, 2005, 1: 35-44.

[50] VERÄJÄNKORVA E, LAATO M, PÖLLÄNEN P. Analysis of 508 infertile male patients in south-western Finland in 1980-2000: hormonal status and factors predisposing to immunological infertility[J]. Eur J Obstet Gynecol Reprod Biol, 2003, 111(2): 173-178.

[51] PETERSON A C, LANCE R S, RUIZ H E. Outcomes of varicocele ligation done for pain[J]. J Urol, 1998, 159(5): 1565-1567.

[52] SACK B S, SCHÄFER M, KURTZ M P. The dilemma of adolescent varicoceles: do they really have to be repaired?[J]. Curr Urol Rep, 2017, 18(5): 38.

[53] CHEN S S. Factors predicting symptomatic relief by varicocelectomy in patients with normospermia and painful varicocele nonresponsive to conservative treatment[J]. Urology, 2012, 80(3): 585-589.

[54] GORDHAN C G, SADEGHI-NEJAD H. Scrotal pain: evaluation and management[J]. Korean J Urol, 2015, 56(1): 3-11.

[55] 涂响安, 余敬威. 慢性睾丸痛的诊断与治疗[J]. 中华男科学杂志, 2016, 22(3): 195-199.

[56] CHEN S S, HUANG W J. Differences in biochemical markers and body mass index between patients with and without varicocele[J]. J Chin Med Assoc, 2010, 73(4): 194-198.

[57] TANRIKUT C, GOLDSTEIN M, ROSOFF J S, et al. Varicocele as

a risk factor for androgen deficiency and effect of repair [J]. BJU Int, 2011, 108 (9): 1480-1484.

[58] AL-ALI B M, MARSZALEK M, SHAMLOUL R, et al. Clinical parameters and semen analysis in 716 Austrian patients with varicocele [J]. Urology, 2010, 75 (5): 1069-1073.

[59] KHERA M, LIPSHULTZ L I. Evolving approach to the varicocele [J]. Urol Clin North Am, 2008, 35 (2): 183-189.

[60] GOLDSTEIN M, EID J F. Elevation of intratesticular and scrotal skin surface temperature in men with varicocele [J]. J Urol, 1989, 142 (3): 743-745.

[61] MEHRABAN D, ANSARI M, KEYHAN H, et al. Comparison of nitric oxide concentration in seminal fluid between infertile patients with and without varicocele and normal fertile men [J]. Urol J, 2005, 2 (2): 106-110.

[62] MOSTAFA T, ANIS T H, EL-NASHAR A, et al. Varicocelectomy reduces reactive oxygen species levels and increases antioxidant activity of seminal plasma from infertile men with varicocele [J]. Int J Androl, 2001, 24 (5): 261-265.

[63] DABAJA A, WOSNITZER M, GOLDSTEIN M. Varicocele and Hypogonadism [J]. Curr Urol Rep, 2013, 14 (4): 309-314.

[64] SIRVENT J J, BERNAT R, NAVARRO M A, et al. Leydig cell in idiopathic varicocele [J]. Eur Urol, 1990, 17 (3): 257-261.

[65] SAID S A, ARIBARG A, VIRUTAMSEN P, et al. The influence of varicocele on parameters of fertility in a large group of men presenting to infertility clinics. World Health Organization [J]. Fertil Steril, 1992, 57 (6): 1289-1293.

[66] OKUYAMA A, NAKAMURA M, NAMIKI M, et al. Surgical repair of varicocele at puberty: preventive treatment for fertility improvement [J].

J Urol, 1988, 139（3）: 562-564.

[67] RAJFER J, TURNER T T, RIVERA F, et al. Inhibition of testicular testosterone biosynthesis following experimental varicocele in rats[J]. Biol Reprod, 1987, 36（4）: 933-937.

[68] LUO D Y, YANG G, LIU J J, et al. Effects of varicocele on testosterone, apoptosis and expression of StAR mRNA in rat Leydig cells[J]. Asian J Androl, 2011, 13（2）: 287-291.

[69] GAT Y, GORNISH M, BELENKY A, et al. Elevation of serum testosterone and free testosterone after embolization of the internal spermatic vein for the treatment of varicocele in infertile men[J]. Hum Reprod, 2004, 19（10）: 2303-2306.

[70] PEÑA M R, ALESCIO L, RUSSELL A, et al. Predictors of improved seminal parameters and fertility after varicocele repair in young adults[J]. Andrologia, 2009, 41（5）: 277-281.

[71] ZHENG Y Q, GAO X, LI Z J, et al. Efficacy of bilateral and left varicocelectomy in infertile men with left clinical and right subclinical varicoceles: a comparative study[J]. Urology, 2009, 73（6）: 1236-1240.

[72] DI BISCEGLIE C, BERTAGNA A, BALDI M, et al. Varicocele sclerotherapy improves serum inhibin B levels and seminal parameters[J]. Inter J Androl, 2007, 30（6）: 531-536.

[73] HURTADO DE CATALFO GE, RANIERI-CASILLA A, MARRA F A, et al. Oxidative stress biomarkers and hormonal profile in human patients undergoing varicocelectomy[J]. Int J Androl, 2007, 30（6）: 519-530.

[74] OZDEN C, OZDAL O L, BULUT S, et al. Effect of varicocelectomy on serum inhibin B levels in infertile patients with varicocele[J]. Scand J Urol Nephrol, 2008, 42（5）: 441-443.

[75] LEE R K, LI P S, GOLDSTEIN M. Simultaneous vasectomy and

varicocelectomy: indications and technique[J]. Urology,2007,70（2）: 362-365.

[76] LI F P, YUE H X, YAMAGUCHI K, et al. Effect of surgical repair on testosterone production in infertile men with varicocele: a meta-analysis[J]. Int J Urol, 2012, 19（2）: 149-154.

[77] ZOHDY W, GHAZI S, ARAFA M. Impact of varicocelectomy on gonadal and erectile functions in men with hypogonadism and infertility[J]. J Sex Med, 2011, 8（3）: 885-893.

[78] HSIAO W, ROSOFF J S, PALE J R, et al. Older age is associated with similar improvements in semen parameters and testosterone after subinguinal microsurgical varicocelectomy[J]. J Urol, 2011, 185（2）: 620-625.

[79] SU L M, GOLDSTEIN M, SCHLEGEL P N. The effect of varicocelectomy on serum testosterone levels in infertile men with varicoceles[J]. J Urol, 1995, 154（5）: 1752-1755.

第四章
精索静脉曲张的动物模型

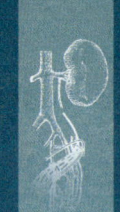

目前精索静脉曲张（VC）的病理生理机制及其对生精功能的影响仍未完全明确。建立合适的疾病动物模型对研究VC至关重要。

一、动物模型的种类、建立方法及发展演变

（一）以模拟及阐明精索静脉曲张的基本病理生理机制为目标的动物实验研究

以模拟及阐明VC的基本病理生理机制为目标的动物实验研究常采用部分阻塞肾静脉或精索静脉的方法，常用实验动物包括犬、猴、兔及大鼠。

1. 犬的精索静脉曲张动物模型　研究者最早采用结扎犬肾静脉的方法来造模。1979年Al-Juburi等通过部分结扎雄犬的左肾静脉，使精索静脉汇入的近心端肾静脉缩窄70%，结果发现，结扎后左侧精索静脉及输尿管静脉发生扩张，术后精液质量（精子总数、浓度及活力）下降，精液量不变。因为犬的肾上腺静脉并不汇入肾静脉，该研究排除了肾上腺静脉反流这一可能的致病机制。结扎后的犬血液内的5-HT增多。在结扎的8只犬中，有5只犬的左侧睾丸组织学正常，有3只犬的左侧睾丸组织出现玻璃样变及非成熟细胞过早脱落。后来，有研究者认为完全结扎左肾静脉并不是好的VC动物模型。研究显示，完全结扎左肾静脉可导致精索蔓状静脉丛短暂扩张，但没有发生反流。进一步研究发

现，结扎左肾静脉可导致精索蔓状静脉丛内压力达到主动脉水平，但只会导致蔓状静脉丛近段部分瓣膜损害失效，因此只有部分反流，而远段瓣膜功能仍然正常。精索蔓状静脉丛内压力增大时可导致生精小管上皮短暂损伤，睾丸间质细胞显著减少甚至消失，但尚不清楚睾丸间质细胞损伤是暂时性的，还是永久性的。在结扎后的最初几天内，精索静脉系统压力增大，但随后显著下降，可能是侧支循环建立所致。左侧精索静脉压力增大时，侧支循环能在较短时间内建立。这种精索静脉压力增大的现象并不导致犬的精索静脉持续曲张，对于人类来说却可以出现，其原因可能是犬的腹股沟区静脉瓣多达20~40个，而人类只有3~8个。Laven和Wensing认为，部分结扎肾静脉也不能诱导犬发生VC，其主要原因是犬精索静脉的静脉瓣非常发达，阻止了肾静脉血液向睾丸静脉反流。因此，不论是部分还是完全结扎犬的左肾静脉，均不能诱导永久性的VC。

2. 猴的精索静脉曲张动物模型　因为猴与人类种系最为接近，精索静脉解剖也高度相似，而且其与人类一样，属直立行走，这个特点对VC的发病有重要作用，因此，很早就有学者使用猴作为动物模型。Kay最早报道了7只恒河猴VC动物实验，该研究用金属夹部分夹闭猴肾静脉，使其管径仅为原来的10%，造成VC，结果猴的精子浓度无显著变化，而精子活力和形态（卷尾精子）显著改变，25%的右侧睾丸及44%的左侧睾丸有生精功能损害，睾丸左、右侧温度均较对照组高1 ℃，但该研究的观察周期仅为90天。Harrison选取44只猴进行研究，将其分为假手术组、肾静脉狭窄组、肾静脉狭窄同时切除同侧肾上腺组，部分猴建模后第60周再行VC矫正手术，矫正方法是在更高位置结扎精索静脉。采用硅胶环形装置在精索静脉汇入处的近心端围绕肾静脉，从而造成肾静脉狭窄，建立VC的动物模型，硅胶管装置内径为15.75 mm，外径为24.13 mm，呈Y形，长臂为20 mm，短臂为5 mm，可使肾静脉狭窄至原管径的35%。对所有猴在术后26周进行精索静脉造影及睾丸活检。最初125周内每隔4～6周电取精1次，其后间隔时间延长，共262周。测量精子浓度和活力，以及睾丸体积和温度。采用同位素肾图测量肾脏功能，其后每年测量1次。对部分猴测量其睾丸血管内压，每2周测量1次，对部分猴在第60周行精索静脉结扎术。结果显示，睾丸体积在术前无差别，但造模术后VC组显著缩小，精子浓度未受影响，但精子活力降低，60%的猴在精索静脉结扎术后精子活力得到恢复。在VC组的睾丸温度方面，左侧较右侧显著升高。精索静脉结扎术后，睾丸温度较未结扎组有所降低。同位素肾图显示，双侧肾功能无显著性差异。普通组织切片显示各组无显著性差异，但扫描电镜显示VC组睾丸组织基底膜变薄，由多层变为单层，细胞核破裂，而且2年内双侧睾丸均有类似改变，但第3年这些不正常的组织学改变往往显示有自行修复的迹象，支持细胞内不再见空泡变性，顶体形态趋于正常，睾丸血供无明显差异，精子活力恢复。肾上腺切除对VC的形成及精液参数的改变无显著影响。尽管猴的生命周期较长，解剖结构与人类最接近，而且直立行走的特点类似人类生理特点，最适用于研究VC的长期作用，但猴VC模型通常通过侧支循环及血管新生而自行逐步逆转，在造模5个月后，睾丸血流较对照组显著减少，145周后却与对照组无显著性差异，191周后甚至很难触及明显的VC。尽管这些猴在术后1年都出现明显的可触及的VC，精液参数也有类似改变，最初2年内有所下降，但第3年恢复至与对照组无显著性差异，加之猴的价格昂贵、体型过大、不易饲养，因此猴不太适合作为VC的动物模型。

3. 兔的精索静脉曲张动物模型 兔的价格较便宜，身体尺寸比大鼠更大，且便于操作，同时比猴更小且便于饲养，可以进行较大样本量的研究，其最大的优点是容易获取精液，睾丸静脉也容易采血。但兔左侧睾丸静脉的变异较为常见，通常不汇入肾静脉，而是汇入左侧腰睾丸静脉干（lumbotesticular trunk），该静脉干同时接收后腹壁的血液，因此，肾上腺代谢产物反流不会发生。Snydle和Cmeron的研究部分阻塞雄兔的左侧腰睾丸静脉干，方法是采用内径为5.08 mm、长度为2 mm的聚乙烯管进行结扎加固。每2周收集精液及左侧睾丸进行活检。精液收集采用雌雄兔合笼，待雄兔准备性交插入时，立即在两兔之间放入小的手控的带有收集容器的人工阴道，5 min内即可完成精液收集，待精液液化后，记录精液量、精子的计数及活力分析和形态学分析等。20周后发现所有兔的左侧睾丸静脉均扩张，精子数量减少及质量下降。睾丸活检显示，生精小管发生病变及精子细胞过早脱落，支持细胞质退行性变。Sofikitis较详细地描述了兔VC模型的建立及手术修复方法。他们对5月龄新西兰兔麻醉后剖腹，先后检查左肾静脉，左、右睾丸静脉，下腔静脉，腰静脉，左侧腰段静脉（有时与睾丸静脉汇成腰睾丸静脉干），同时注意静脉变异情况。研究仅选择腰睾丸静脉干汇合后注入左肾静脉的兔进行实验研究，部分结扎静脉干，采用3-0丝线部分结扎，使其管径缩小至原先的33%，建立VC动物模型。2个月后再开腹观察VC的情况。修复组采用在睾丸静脉汇入腰睾丸静脉干之前双重结扎。术后采用温度感应针刺入睾丸测量睾丸温度，用双侧睾丸静脉采血测量睾酮水平，耳静脉采血测量黄体生成素（luteinizing hormone，LH）水平。取精方法同上。测量精液体积及精子的浓度和前向运动的能力。评估生育力采用受孕实验。结果表明，VC可导致精子活力及浓度下降，双侧睾丸静脉睾酮及睾酮结合蛋白水平均下降，睾丸-腹腔温差降低，而手术修复可提高上述参数值。

4. 大鼠的精索静脉曲张动物模型 大鼠成本低、饲养方便，较兔更具有价格优势，体型较小，方便进行大样本量研究。因此，有较多的研究者采用大鼠动物模型，该模型也是目前研究者普遍采用的动物模型。其不足之处是精液的获取只能处死大鼠后取得整段输精管或附睾尾部，再将组织剪碎后才能观测到精子的情况。

1991年，Wang等开发了一种新的大鼠VC动物模型。大鼠精索静脉分为较粗大的精索静脉主支（main branch of the spermatic vein，MBSV）和较纤细的睾丸静脉支，前者汇入髂总静脉或下腔静脉尾侧部或分支，而在左侧，95%的睾丸静脉汇入肾静脉，5%的睾丸静脉汇入下腔静脉，因此，通过完全结扎左侧MBSV或部分结扎左肾静脉，可建立大鼠VC模型。将实验动物随机分为3组：第1组部分结扎肾静脉，采用3-0丝线将左肾静脉与一根金属探针结扎后再拔出探针，结扎位置位于肾静脉与腔静脉交叉处；第2组完全结扎MBSV而不结扎肾静脉；第3组为假手术组。手术3个月后，取睾丸深部组织及附睾尾部组织进行活检，然后用透射电镜进行观察。对余下的睾丸、附睾行苏木精-伊红染色（hematoxylin and eosin staining，HE staining；下文称"HE染色"）及光镜观察，随机选取50个生精小管，观察并记录正常、不正常生精小管的百分比。对每组动物麻醉后，测量其睾丸中心及附睾尾部温度（23G显微测温探杆），室温控制在（23±0.5）℃，肛温控制在（37±0.1）℃。结果显示，所有左侧睾丸静脉扩张的大鼠均有双侧睾丸组织学上的改变。光镜下表现为生精小管中间呈局灶性改变，主要的病理改变是生精阻滞，阻滞于精子细胞或初级精母细胞，其次是生精细胞过早脱落至管腔。绝大多数大鼠表现为生精小管管腔显著萎缩，生精上皮结构紊乱，精子细胞或精母细胞过早脱落于管腔。少数大鼠仅呈现管腔轻度萎缩及管腔内细胞减少。发生严重病变时，管腔内没有细胞。睾丸间质细胞在光镜下呈空泡样变性，在电镜下表现为光面内质网扩张或空泡样变，这种改变在生精细胞发生病理改变前就存在。空泡样改变过度发生可导致质膜破坏，非成熟精子细胞释放。睾丸间质细胞之间的连接没有发生改变。早期精子细胞核常发生空泡变性，尤其是靠近核膜的大空泡，可导致核膜破裂。精子细胞的光面内质网也是显著扩张的。晚期的精子细胞，顶体酶受损，精子细胞线粒体膜局部缺损。在光镜下，附睾无明显改变，管壁结构正常。在电镜下，附睾柱状上皮的微绒毛变得稀少，甚至局部缺失。左右两侧睾丸温度无显著性差异，但实验组大鼠的睾丸和附睾温度均较对照组高。此研究提示，VC可导致睾丸和附睾温度升高的局部病理改变。

由于某些品系大鼠存在精索静脉至髂总静脉的交通支，单纯结扎或部分结扎左肾静脉只能部分堵塞左侧睾丸静脉，而交通支的存在可减轻或消除精索静脉丛的压力，导致VC不发生，从而使模型建立失败。张炎等采用了Wistar大鼠的一种近交亚系，因为这种大鼠没有髂总静脉的交通支，因此，单纯部分结扎左肾静脉可有效增大睾丸静脉丛压力，可100%地成功建立模型，结果显示，该模型大鼠睾丸左侧病理改变较右侧显著，类似人类VC的病理特点。

由于大鼠的体积较小，血管系统亦较小，这就给血管解剖及精准结扎造成一定的难度，尤其是结扎交通支。显微外科因具有放大作用，可以使观察更为清晰、操作更为精准，因此，康奈尔大学的Li团队采用显微外科技术结扎这些交通支，将大鼠分为3组，分别为假手术组、经典结扎组和经典结扎加显微外科交通支结扎组（显微外科组）。结果发现，与经典结扎组相比，结扎5周后，显微外科组精索静脉的直径更大，睾丸生精功能的评分（Johnsen评分）更低，12周后的对比更明显，附睾精子浓度和活力、睾丸组织学评分均更差，提示采用显微外科技术结扎睾丸静脉骨盆段的侧支循环，可以显著提高构建动物模型的效率和成功率。另外，该团队的另外一篇综述性文章也详细阐述了大鼠精索静脉的解剖、显微识别、结扎交通支的方法和重要性，以及VC的病理生理机制。依据大鼠动物模型研究可发现，VC导致生精功能受损的可能机制有2个：其中一个机制是生殖细胞的凋亡增加，主要是活性氧自由基增加、Bax促凋亡蛋白表达增加所致；另一个机制是低氧，主要是静脉压增大导致动脉血流入受阻，但此推论仍存在争议。低氧肯定存在，因为生殖细胞血管内皮生长因子（vascular endothelial growth factor，VEGF）表达增加，而VEGF通常在低氧情况下诱导增强，另外，大鼠动物模型还发现，VC可导致大鼠出现氧化应激反应，其中一氧化氮（nitric oxide，NO）可作为自由基并诱导氧化应激反应，同时NO也可舒张血管、调节睾丸血供。大鼠动物模型还可用于各种抗氧化剂的作用机制。热应激是最早的理论，大鼠模型可直接测量睾丸深部组织温度，较人类测量阴囊温度更准确，因此可用于研究VC导致的热应激如何影响睾丸组织。

Zhou等也发现，显微外科技术可使建模变得相对容易，降低动物并发症的发生率和建模失败率。孙祥宙和邓春华团队的研究发现，左肾静脉阻塞程度对青春期SD大鼠VC建模有显著影响。研究表明，采用直径为0.8 cm的针头最适合建立左肾静脉部分阻塞的青春期大鼠动物模型，过于纤细的针头易导致左肾坏死，而过粗的针头又达不到肾静脉部分狭窄的目的，均可导致建模失败。Zhang等发现，左侧精索内静脉的脉管汇流情况可分为5种：①左侧精索内静脉无分支，直接注入左肾静脉；②左侧精索内静脉分为2支，均汇入左肾静脉；③左侧精索内静脉分为2支，一支汇入左肾静脉，另一支汇入左肾静脉下方的下腔静脉；④出现小交通支（communicating branches，CB），连接左侧精索内静脉及输尿管静脉；⑤出现汇入肾脏下极的分支。研究人员采用部分结扎肾静脉及完全结扎精索静脉髂外静脉分支的方式，将大鼠分为3组：第1组行肾静脉部分结扎、精索内静脉与髂血管交通支结扎及同时结扎其他交通支；第2组行肾静脉部分结扎及其他交通支结扎；第3组为假手术组。1个月后发现，第1组（共24只）有

20只大鼠的精索内静脉扩张，而第2组（共24只）只有8只大鼠的精索内静脉扩张，提示采用第1组的结扎形式能更有效地制作VC动物模型。

（二）有关精索静脉曲张致病分子机制的研究

经过诸多研究者的长期努力，目前认为动物实验中VC诱导不育的病理生理机制为血液经精索内静脉或提睾肌静脉反流入蔓状静脉丛即形成VC。血液反流导致血流阻力指数增加，阴囊温度升高，后者至少可以诱导热依赖性凋亡，而凋亡可发生于精原细胞、精母细胞、精子细胞、间质细胞、支持细胞。细胞膜介导的凋亡由肿瘤坏死因子家族介导，常见Fas和Fas配体，细胞的Fas可结合睾丸支持细胞的Fas配体，形成复合物，启动细胞内表面的凋亡诱导信号复合物半胱氨酸蛋白酶8前体，从而诱导凋亡以清除异常的生精细胞。凋亡细胞可由睾丸支持细胞识别并吞噬。细胞质内还有各种信号转导通路介导，如半胱氨酸蛋白酶，细胞核内凋亡调节基因 p53 及 Bcl-2 调控凋亡。VC还可诱导大鼠生精细胞质内的糖类降低，脂质增多，这种能量代谢失衡不利于生精细胞的有丝分裂，导致凋亡增多。

长时间（大鼠建模8个月后）的VC可导致精子成熟阻滞，其可能的机制是炎症因子白细胞介素-1β（interleukin-1β，IL-1β）过表达可致活性氧（reactive oxygen species，ROS）水平增加，产生对睾丸的炎性损害。VC建模后8个月，大鼠体内的脂质过氧化物丙二醛（malondialdehyde，MDA）增多，且伴睾丸内几种硫醇分子的减少，单核及多核免疫细胞浸润，睾丸支持细胞内碱性磷酸酶水平升高，提示其受到炎症的直接影响，进而影响生精细胞的生精功能，尤其是第一次成熟分裂（first maturation division）。另外，内分泌系统紊乱也是可能的机制。长期VC可致睾丸间质细胞数量减少，发生空泡样变性，雄激素的产生显著减少。长期VC的大鼠体内卵泡刺激素（follicle stimulating hormone，FSH）、LH的水平均下降，主要是睾丸间质细胞和支持细胞对性腺轴的反馈作用减弱所致。少量的ROS可调节正常精子的功能，有利于精子与卵子透明带结合，促进精子获能。但是，过量的ROS可损伤精子细胞膜、精子活动性及DNA的完整性。VC导致的ROS增加可损害精子，降低大鼠体外受精（in vitro fertilization，IVF）的成功率。

董强团队的研究表明，VC可导致睾丸间质细胞凋亡，并抑制类固醇激素合成急性调节蛋白（steroi-dogenic acute regulatory protein，StAR）在睾丸间质细胞的表达。睾丸间质细胞合成类固醇激素后，由StAR转运至线粒体内膜，该步骤是性激素合成的限速步骤。StAR表达降低可导致性激素合成减少。4周后，左侧睾丸中StAR的表达开始降低，右侧睾丸不明显；8周后，双侧睾丸中StAR表达均降低。VC导致的低氧还可以激活各种分子通路，包括血管新生、糖酵解及微环境pH改变。除ROS外，氮自由基（nitrogen species，RNS）也发挥着重要作用，并且较ROS更稳定。左侧VC实验动物睾丸NO的产生增加。Goren建立了实验性左侧精索静脉曲张（experimental left varicocele，ELV）大鼠模型，在造模1个月后进行手术修复，方法是在精索静脉汇入左肾静脉处完全结扎并切断左肾静脉。2个月后处死大鼠，获取睾丸后行HE染色，通过免疫组化检测低氧诱导因子-1α（hypoxia inducible factor-1α，HIF-1α）及VEGF。结果发现，修复组大鼠的HIF-1α阳性率显著降低，微血管密度显著降低，而VEGF无显著性差异，提示ELV修复可保护大鼠睾丸，避免低氧及低氧诱导的病理生理改变，如血管新生等。

胡礼泉团队于2006年选用6~7周的雄性Wistar大鼠，采用部分结扎左肾静脉建立模型，发现大鼠的睾丸平均重量减轻、生精小管管径变细、上皮排列紊乱、生精阻滞及生精细胞过早脱落等，血清VEGF水平在第4周显著降低，第12周无显著性差异。

张孝斌团队早在2008年就报道了VC对大鼠同侧睾丸的影响。研究采用部分结扎肾静脉的动物模型发现同侧睾丸生精细胞Johnsen评分降低，生精小管空泡样变性及破坏，凋亡指数升高。陈赟团队的研究表明，VC可引起大鼠睾丸瘦素含量增加，这可能是VC引起睾丸生精功能障碍而导致不育的重要机制。戴玉田团队以VC大鼠为模型，探讨高位结扎术后睾丸生精细胞凋亡指数及IL-1和NO含量的变化，结果表明，VC可导致睾丸组织中NO和IL-1的含量增加，并加重睾丸生精细胞凋亡，从而导致睾丸损伤、生精功能障碍。

二、总结与展望

目前关于VC动物模型，除少数研究在继续探索其病理生理机制外，大多数研究侧重于各种治疗方案的有效性及作用机制。大鼠是最常采用的动物模型，其价廉、易饲养及模型质量可靠，尤其是显微外科手段的运用，使造模更为可靠。大鼠建模时，建议除部分结扎肾静脉外，还要结扎所有精索静脉的交通支，尤其是与髂外血管的交通支，以提高建模的效率和成功率。兔的价格虽略高，但精液易采集、结果易评估是其最大的优势，适用于VC影响生育方面的研究。猴的生理特点虽然最接近人类，但其价格昂贵，目前很少使用。犬的静脉瓣过于发达，不适合作为模型，目前已弃用。

未来，建议在继续探索VC病理生理机制的基础上，依据不同病理生理机制制定个体化的治疗方案。显微外科在治疗VC方面有显著的优势，可以考虑采用显微手术治疗VC动物，再比较这种手术方式与其他手术方式疗效的差异，同时探讨疗效差异的机制。

（蓝儒竹　韩大愚　高　勇　孙祥宙）

参 考 文 献

[1] ALSALKHAN B, ALRABEEAH K, DELOUYA G, et al. Epidemiology of varicocele[J]. Asian J Androl, 2016, 18（2）: 179-181.

[2] BAAZEEN A, BELZILE E, CIAMPI A, et al. Varicocele and male factor infertility treatment: a new meta-analysis and review of the role of varicocele repair[J]. Eur Urol, 2011, 60（4）: 796-808.

[3] KATZ M J, NAJARI B B, LI P S, et al. The role of animal models in the study of varicocele[J]. Tansl Androl Urol, 2014, 3（1）: 59-63.

[4] AL-JUBURI A, PRANIKOFF K, DOUGHERTY K A, et al. Alteration of semen quality in dogs after creation of varicocele[J]. Urology, 1979, 13（5）: 535-539.

[5] COX J S, JOHN H T, BANKOLE M A, et al. Collateral circulation after renal vein occlusion[J]. Surgery, 1962, 52: 875-882.

[6] SIDEYRS H, KILMAN J W. The effects of acute occlusion of the left renal vein in dogs[J]. Surgery, 1966, 59（2）: 282-285.

[7] LAVEN J S, WENSING C J. Induction of varicocele in the dog: I. Partial ligation of the left renal vein does not induce a varicocele in the dog[J]. J Androl, 1989, 10（1）: 9-16.

[8] KAY R, ALEXANDER N J, BAUGHAN W L. Induced varicoceles in rhesus monkeys[J]. Fertil Steril, 1979, 31（2）: 195-199.

[9] HARRISON R M, LEWIS R D, ROBERTS J A. Pathophysiology of varicocele in nonhuman primates: long-term seminal and testicular changes[J]. Fertil Steril, 1986, 46（3）: 500-510.

[10] SNYDLE F E, CAMERON D F. Surgical induction of varicocele in the rabbit[J]. J Urol, 1983, 130（5）: 1005-1009.

[11] SOFIKITIS N, MIYAGAWA I. Bilateral effect of unilateral varicocele

on testicular metabolism in the rabbit[J]. Int J Fertil Menopausal Stud, 1994, 39 (4): 239-247.

[12] WANG R, CHANG J S, ZHOU X M, et al. Varicocele in the rat: a new experimental model: effect on histology, ultrastructure and temperature of the testis and the epididymis[J]. Urol Res, 1991, 19 (5): 319-322.

[13] ZHANG Y, GAO X, LIU K, et al. A new experimental inbred Wistar rat varicocele model: anatomy of the left spermatic vein and the effect on histology[J]. Andrology, 2008, 40 (1): 13-17.

[14] NAJARI B B, LI P S, RAMASAMY R, et al. Microsurgical rat varicocele model[J]. J Urol, 2014, 191 (2): 548-553.

[15] ZHOU T, CAO H, CHEN G H, et al. Outcomes of experimental rat varicocele with and without microsurgery[J]. BMC Urol, 2015, 15: 19.

[16] YAO B, ZHOU W L, HAN D Y, et al. The effect of the degree of left renal vein constriction on the development of adolescent varicocele in Sprague-Dawley rats[J]. Asian J Androl, 2016, 18 (3): 471-474.

[17] ZHANG L T, KIM H K, CHOI B R, et al. Analysis of testicular-internal spermatic vein variation and the recreation of varicocoele in a Sprague-Dawley rat model[J]. Andrology, 2014, 2 (3): 466-473.

[18] MAZDAK R, HASSAN M. Varicocele-induced infertility in animal models[J]. Int J Fertil Steril, 2015, 9 (2): 141-149.

[19] LUO D Y, YANG G, LIU J J, et al. Effects of varicocele on testosterone, apoptosis and expression of StAR m RNA in rat Leydig cells[J]. Asian J Androl, 2011, 13 (2): 287-291.

[20] REYES J G, FARIAS J G, HENRÍQUEZ-OLAVARRIETA S, et al. The hypoxic testicle: physiology and pathophysiology[J]. Oxid Med Cell Longev, 2012, 2012: 929285.

[21] GOREN M R, KILINC F, KAYASELCUK F, et al. Effects of experimental left varicocele repair on hypoxia-inducible factor-1α and vascular endothelial

growth factor expressions and angiogenesis in rat testis[J]. Andrologia, 2017, 49（2）. doi：10.1111/and.12614.

[22] 程东, 郑新民, 李世文, 等. 青春期精索静脉曲张对大鼠睾丸的影响与表皮生长因子的变化[J]. 中华小儿外科杂志, 2006, 27（3）: 152-154.

[23] 郑轶群, 张孝斌, 程帆, 等. 实验性精索静脉曲张对大鼠同侧睾丸的影响[J]. 中华男科学杂志, 2008, 14（9）: 805-809.

[24] 郭建华, 陈斌, 胡凯, 等. 精索静脉曲张大鼠睾丸瘦素表达的实验研究[J]. 中华男科学杂志, 2008, 22（2）: 20-22.

[25] 徐锋, 陈赟, 陈海, 等. 大鼠精索静脉曲张模型及高位结扎术后睾丸生精细胞凋亡及其IL-1和NO含量的变化[J]. 中华男科学杂志, 2016, 22（3）: 200-204.

第五章

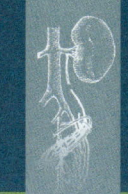

精索静脉曲张的诊断与鉴别诊断

第一节 精索静脉曲张的病史、症状及体征

精索静脉曲张（VC）患者可出现患侧阴囊部持续性或间歇性坠胀感、隐痛和钝痛，站立及行走时明显，平卧休息后减轻。多数患者在体检时发现阴囊内无痛性蚯蚓状团块，或者因不育而就诊时被发现。对于有阴囊疼痛的患者，可使用视觉模拟评分法（visual analogue scale，VAS）或疼痛数字评分等评分法来进行半定量评估，同时应注意询问其既往史及婚育史。

体格检查需在温暖、舒适的环境中进行。除全身检查外，应重点对患者的阴囊及其内容物等进行视诊和触诊，包括站立位和平卧位的阴囊体格检查，并行Valsalva试验。Valsalva试验方法：患者取站立位，深吸气后紧闭声门，再用力做呼气动作以增大腹压，必要时检查者可手压患者腹部辅助其增大腹压。阴囊检查可以了解患者阴囊内是否存在迂曲、扩张的精索静脉。检查内容包括睾丸大小与质地、附睾、输精管、精索及其血管等。睾丸变小、变软是睾丸功能不全的征象。

体格检查时应注意鉴别瘦长体型患者可能存在的胡桃夹综合征。

（刘贵华　高勇）

第二节 精索静脉曲张的实验室检查

一、精液检查

对于不育患者或有生育要求者，推荐进行精液检查。鉴于精液质量存在波动，建议在3周内连续进行2次精液检查。推荐的检测项目包括精液量、液化时间、pH，以及精子的浓度、形态、活动率等。可选的检测项目包括精子DNA碎片率、精子顶体功能检测、精液白细胞过氧化物酶染色分析、精浆弹性蛋白酶、精浆果糖、中性α-葡糖苷酶、微量元素（如锌）等。

二、血液检查

1. 血清睾酮　可行血清总睾酮检查，有条件者可行血清游离睾酮或生物活性睾酮检测。

2. 其他激素　包括血清FSH、LH、催乳素（prolactin，PRL）、雌激素（estrogen，E）、抑制素B（inhibin B）等。血清FSH是评价睾丸生精功能较好的指标，正常的血清FSH水平提示较好的睾丸生精功能，也预示较好的治疗效果。有研究认为，FSH和LH与青少年VC患者的睾丸生精功能相关性较高，可用于评价其睾丸生精功能。有研究显示，血清抑制素B相较于FSH能更准确地评估睾丸生精功能，可作为预测术后生精功能改变的指标。

三、尿液检查

对于合并左肾静脉受压的患者,可检测其尿液中的红细胞、蛋白等指标,以评估患者是否合并肾功能损伤。

(刘贵华 高 勇)

第三节 精索静脉曲张的影像学检查

一、超声检查

超声检查(ultrasonography)是一种安全、便捷、重复性好、分辨率高的无创检查,其中彩色多普勒超声已成为VC患者首选的影像学检查。它既能了解精索、睾丸及附睾等器官的解剖结构,又能了解这些器官相应部位的血流状况,可以清晰地显示静脉内有无血液反流、反流的部位、程度,以及其与呼吸、Valsalva动作的关系等,其诊断的敏感度及特异度均较高,对VC的诊断及分型具有重要价值。

(一)仪器选择及调节

检查时使用线阵探头,频率≥7 MHz,一般情况下选择的频率为10~15 MHz。可选择仪器内预设的睾丸条件。根据患者的情况适当调节频率、增益、灵敏度时间控制和聚焦点,以便清晰地显示阴囊内容物。彩色多普勒血流成像(color Doppler flow imaging,CDFI)量程调节在低速范围(3~10 cm/s)。多普勒取样线与被测血管夹角<60°。机械指数、热力指数均应<0.2。

(二)检查方法及内容

1. 准备工作 检查前一般不需要做特殊准备,但要指导患者Valsalva动作的要领,即深吸气后屏住呼吸,再用力做呼气动作,注意不要呼出气,坚持10 s以增加腹压。

2. 体位 患者通常采用仰卧位和站立位2种体位进行检查。采用立位超声检查可以提高超声检出率。这2种体位均需要暴露患者的下腹部和外阴部,因此,检查时可以将阴茎上提至前腹壁,用纸巾遮盖,嘱患者用手固定。患者取仰卧位时,如果阴囊过分下坠,需用纸巾将阴囊适当托起。阴囊表面要多涂耦合剂,以保证皮肤与探头之间充分接触。探头需使用一次性护套包裹。

3. 精索静脉探查 自腹股沟内环口处向下至阴囊根部及睾丸外后方纵轴扫查精索内静脉、蔓状静脉丛、精索外静脉,可见精索、附睾附近出现迂曲、管径增宽的管状结构,或者似多数小囊聚集成的蜂窝状结构,管壁薄而清晰,管腔内呈无回声或烟雾状活动的低回声(图5-3-1)。

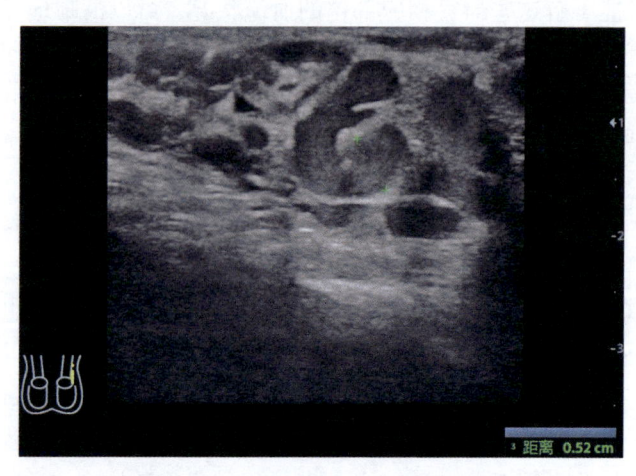

图5-3-1 超声检查显示精索静脉曲张

4. 精索静脉内径测量 推荐测量平静呼吸时精索静脉内径（spermatic vein diameter at rest，DR）、Valsalva动作时精索静脉内径（diameter at Valsalva maneuver，DV）和站立位时精索静脉内径为可选的检查。

5. 精索静脉血液反流的测量 正常情况下，仅在深吸气时精索内静脉及蔓状静脉丛内可见短暂的少量血液反流，而精索外静脉血液反流不可见。推荐测量平静呼吸和Valsalva动作时的血液反流持续时间（time of reflux，TR）（图5-3-2）。目前研究认为，测量反流情况比测量内径更有意义。

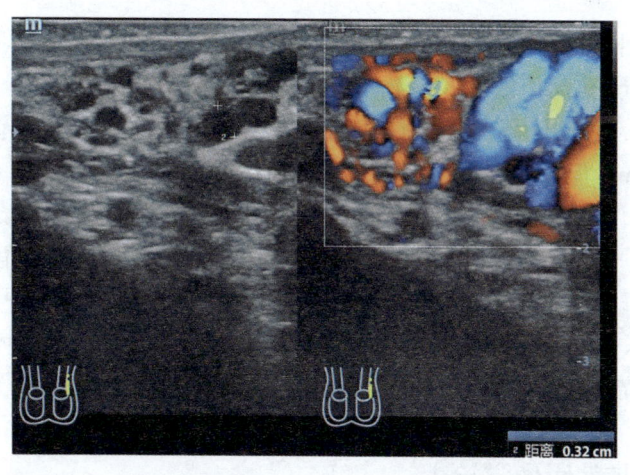

图5-3-2 彩色多普勒超声显示Valsalva动作时的精索静脉反流

6. 睾丸、附睾的测量 发生VC时，由于阴囊温度升高，睾丸功能会受损。研究已证实，VC程度与睾丸损伤程度呈正相关，因此，须测量睾丸大小。目前超声已被公认为测量睾丸大小最准确的方法，其容积（ml）=长（mm）×宽（mm）×高（mm）×0.71。

7. 左肾静脉、下腔静脉、腹膜后等处的情况 对于青少年VC患者，尤其是左侧VC，一定要观察其是否有左肾静脉受压（即胡桃夹综合征）。对于高龄、短期内进展的VC或平卧位后VC不缓解的患者，应该探查其腹膜后是否有肿瘤压迫及是否有血栓形成等。

8. 精索静脉结扎后的表现　主要有3种表现：①蔓状静脉丛无扩张，也无反流，表示侧支已建成，手术效果良好；②蔓状静脉丛仍有扩张，但已无反流，表示手术有效，尚待侧支的自然建立；③蔓状静脉丛既有扩张，也有反流，说明可能未达到预期的手术效果。出具超声报告时需要注意，仅对现象进行描述即可，忌书面评价手术效果。

（三）诊断标准

目前国内外有关VC的超声诊断还缺乏统一的标准。国内普遍认同VC超声诊断的参考标准如下。

1. 亚临床型　平静呼吸时，最大精索静脉内径（DR）为1.8~2.1 mm，但无反流；Valsalva动作时出现反流，反流时间为1~2 s。

2. 临床型　平静呼吸时，精索静脉丛中至少检测到3支精索静脉，其中1支静脉最大内径≥2.2 mm；Valsalva动作时，静脉内径明显增大，且存在明显反流。根据反流持续时间又可分为3级：2~4 s、4~6 s、≥6 s。推荐对此现象进行客观的描述和记录，以供临床医师参考。

二、其他影像学检查

（一）红外线阴囊测温法

研究表明，蔓状静脉丛的温度>34 ℃、睾丸的温度>32 ℃，即可提示VC，并且温度高低与静脉曲张的程度成正比，但是这种温度测量结果受周围组织、睾丸肿瘤或炎症及周围环境的影响较大，假阳性率很高，因此目前已很少使用。

（二）静脉血管造影

静脉血管造影是一种可靠的诊断方法，是 Ahlberg 于 1966 年首次提出的，曾一度被视为诊断 VC 的 "金标准"。静脉血管造影为有创检查，对技术要求比较高，且具有一定的辐射性，这就限制了它的临床应用，但是这种方法仍有助于降低高位结扎术的失败率并分析手术失败的原因。静脉血管造影除可用于诊断和分度外，还可同时进行栓塞治疗。对于复发的患者，可用于了解是否存在漏扎，并对漏扎的血管进行栓塞。

（三）CT 和 MRI

目前关于计算机体层摄影（computerized tomography，CT）评估 VC 的文献很少。鉴于 CT 的放射性，目前其仅适用于寻找继发性 VC 的病因及进行鉴别诊断。

磁共振成像（magnetic resonance imaging，MRI）曾用于评估 VC 时睾丸的损伤程度。研究表明，睾丸的低表现弥散系数可能与曲张导致的睾丸纤维化有关。由于超声技术的飞速发展，目前 MRI 仅在对继发性 VC 寻找病因及进行鉴别诊断时才会使用。

（王　竹　高　勇）

第四节　精索静脉曲张的分度及睾丸功能评估

一、精索静脉曲张的分度

（一）体格检查分度

1. 临床型 Ⅰ度　阴囊触诊时无异常，但患者屏气增加腹压

（Valsalva试验）时可触及曲张的精索静脉。

2. 临床型Ⅱ度 阴囊触诊可触及曲张的精索静脉。

3. 临床型Ⅲ度 视诊可见阴囊内曲张的静脉团块，阴囊触诊时可触及明显增大、曲张的静脉团。

（二）彩色多普勒超声检查分度

彩色多普勒超声诊断VC的分度标准：按照临床及超声诊断可将VC分为临床型和亚临床型，其中临床型又分为3度。

1. 亚临床型精索静脉曲张 临床触诊为阴性而平静呼吸时超声检查发现最大精索静脉内径（DR）为1.8～2.1 mm，但无反流，在Valsalva动作时有反流，反流持续时间（TR）为1～2 s。

2. 临床型精索静脉曲张Ⅰ度 临床触诊为阳性且超声检查发现平静呼吸时最大DR为2.2～2.7 mm，在Valsalva动作时有反流，TR为2～4 s。

3. 临床型精索静脉曲张Ⅱ度 临床触诊为阳性且超声检查发现平静呼吸时最大DR为2.8～3.1 mm，在Valsalva动作时有反流，TR为4～6 s。

4. 临床型精索静脉曲张Ⅲ度 临床触诊为阳性且超声检查发现平静呼吸时最大DR≥3.1 mm，在Valsalva动作时有反流，TR≥6 s。

对于程度较轻或可疑VC的患者，宜采用立位超声检查以提高超声检出率。中度和重度患者可采用平卧位超声检查，有助于观察静脉反流及其程度。

（三）精索内静脉造影分度

根据精索内静脉造影的结果可将VC分为3度。

1. 轻度 对比剂在精索内静脉内逆流长度达5 cm。

2. 中度 对比剂逆流至腰椎4～5水平。

3. 重度 对比剂逆流至阴囊内。

二、睾丸功能评估

睾丸的大小、质地易受主观因素的影响。睾丸大小可通过 Prader 睾丸测量器或彩色多普勒超声来测量，但前者易高估睾丸容积，特别是在小睾丸的情况下。一般认为，彩色多普勒超声的测量结果更精确。睾丸容积的计算公式：睾丸容积（ml）=睾丸长度（mm）×宽度（mm）×厚度（mm）×0.71，通常认为，生精功能正常的双侧睾丸超声下总容积至少为 20 ml，而用 Prader 睾丸测量器测量的总容积至少为 30 ml。对于青少年 VC 患者，可使用游标卡尺和彩色多普勒超声测量睾丸大小并计算睾丸萎缩指数（AI），AI=（右侧睾丸容积-左侧睾丸容积）/右侧睾丸容积×100%，通过 AI>15% 来判定睾丸是否萎缩。

（刘贵华　高　勇　邓春华）

第五节　精索静脉曲张的鉴别诊断

VC 通过体格检查和彩色多普勒超声检查基本上可以确诊，注意在做出 VC 诊断时，需鉴别是原发性还是继发性。患者主诉为阴囊痛时，要与慢性附睾炎、慢性前列腺炎/慢性盆腔疼痛综合征等疾病相鉴别。VC 引起的阴囊痛较轻微，多为坠胀感或隐痛，长时间站立或行走时加重，平卧休息后减轻。慢性附睾炎引起的阴囊痛较严重，多为间断性或持续性疼痛，有时可放射至腹股沟区，久坐或阴囊受挤压时加重。慢性前列腺炎/慢性盆腔疼痛综合征，多为会阴部或下腹部隐痛及不适感，憋尿或射精后加重。另外，要注意与以躯体症状（阴囊痛）为主要表现的心理疾病相鉴别，而且要注意，VC可能与慢性附睾炎、慢性前列腺炎/慢性盆腔疼痛综合征以"共病"形式存在。

（刘贵华　高　勇　邓春华）

参 考 文 献

[1] MASSON P, BRANNIGAN R E. The varicocele [J]. Urol Clin North Am, 2014, 41 (1): 129-144.

[2] ALSAIKHAN B, ALRABEEAH K, DELOUYA G, et al. Epidemiology of varicocele [J]. Asian J Androl, 2016, 18 (2): 179-181.

[3] JENSEN C F S, ØSTERGREN P, DUPREE J M, et al. Varicocele and male infertility [J]. Nat Rev Urol, 2017, 14 (9): 523-533.

[4] PAICK S, CHOI W S. Varicocele and testicular pain: a review [J]. World J Mens Health, 2019, 37 (1): 4-11.

[5] KOHN T P, OHLANDER S J, JACOB J S, et al. The effect of subclinical varicocele on pregnancy rates and semen parameters: a systematic review and meta-analysis [J]. Curr Urol Rep, 2018, 19 (7): 53.

[6] LOMBOY J R, COWARD R M. The Varicocele: clinical presentation, evaluation, and surgical management [J]. Semin Intervent Radiol, 2016, 33 (3): 163-169.

[7] HAYDEN R P, TANRIKUT C. Testosterone and varicocele [J]. Urol Clin North Am, 2016, 43 (2): 223-232.

[8] MACLEOD R, BIYANI C S, CARTLEDGE J, et al. Varicocele [J]. BMJ Clin Evid, 2015, 2015: 1086.

[9] PASTUSZAK A W, WANG R. Varicocele and testicular function [J]. Asian J Androl, 2015, 17 (4): 659-667.

[10] NASR ESFAHANI M H, TAVALAEE M. Origin and role of DNA damage

in varicocele[J]. Int J Fertil Steril, 2012, 6(3): 141-146.

[11] STAHL P, SCHLEGEL P N. Standardization and documentation of varicocele evaluation[J]. Curr Opin Urol, 2011, 21(6): 500-505.

[12] TANRIKUT C, MCQUAID J W, GOLDSTEIN M. The impact of varicocele and varicocele repair on serum testosterone[J]. Curr Opin Obstet Gynecol, 2011, 23(4): 227-231.

[13]《精索静脉曲张诊断与治疗中国专家共识》编写组, 中华医学会男科学分会. 精索静脉曲张诊断与治疗中国专家共识[J]. 中华男科学杂志, 2015, 21(11): 1035-1042.

[14] LORENC T, KRUPNIEWSKI L, PALCZEWSKI P, et al. The value of ultrasonography in the diagnosis of varicocele[J]. J Ultrason, 2016, 16(67): 359-370.

[15] CINA A, MINNETTI M, PIRRONTI T, et al. Sonographic quantitative evaluation of scrotal veins in healthy subjects: normative values and implications for the diagnosis of varicocele[J]. Eur Urol, 2006, 50(2): 345-350.

[16] BAKIRTAS H, CAKAN M, TUYGUN C, et al. Is there any additional benefit of venous diameter and retrograde flow volume as measured by ultrasonography to the diagnosis of suspected low-grade varicoceles?[J]. Urol Int, 2009, 82(4): 453-458.

[17] NAGAPPAN P, KEENE D, FERRARA F, et al. Antegrade venography identifies parallel venous duplications in the majority of adolescents with varicocele[J]. J Urol, 2015, 193(1): 286-290.

[18] STUDNIAREK M, SKROBISZ-BALANDOWSKA K, MODZELEWSKA E. Scrotal imaging[J]. J Ultrason, 2015, 15(62): 245-258.

[19] GOREN M R, ERBAY G, OZER C, et al. Can we predict the outcome of varicocelectomy based on the duration of venous reflux?[J]. Urology, 2016, 88: 81-86.

[20] GEATTI O, GASPARINI D, SHAPIRO B. A comparison of scintigraphy, thermography, ultrasound and phlebography in grading of clinical varicocele[J]. J Nucl Med, 1991, 32(11): 2092-2097.

[21] MERLA A, LEDDA A, DI D L, et al. Assessment of the effects of varicocelectomy on the thermoregulatory control of the scrotum[J]. Fertil Steril, 2004, 81(2): 471-472.

[22] AHLBERG N E, BARTLEY O, CHIDEKEL N, et al. Phlebography in varicocele scroti[J]. Acta Radiol Diagn(Stockh), 1966, 4(5): 517-528.

[23] LUND L, HAHN-PEDERSEN J H, JHUS J, et al. Varicocele testis evaluated by CT-scanning[J]. Scand J Urol Nephrol, 1997, 31(2): 179-182.

[24] LEWIS D S, GRIMM L J, KIM C Y. Left renal vein compression as cause for varicocele: prevalence and associated findings on contrast-enhanced CT[J]. Abdominal Imaging, 2015, 40(8): 3147-3151.

[25] EL-SAEITY N S, SIDHU P S. "Scrotal varicocele, exclude a renal tumour". Is this evidence based?[J]. Clin Radiol, 2006, 61(7): 593-599.

[26] KARAKAS E, KARAKAS O, CULLU N, et al. Diffusion-weighted MRI of the testes in patients with varicocele: a preliminary study[J]. AJR Am J Roentgenol, 2014, 202(2): 324-328.

[27] TSILI A C, XIROPOTAMOU O N, SYLAKOS A, et al. Potential role of imaging in assessing harmful effects on spermatogenesis in adult testes with varicocele[J]. World J Radiol, 2017, 9(2): 34-45.

[28] 方华, 杜晶. 精索静脉曲张[M]. 上海: 复旦大学出版社, 2010.

[29] NASTASI D R, FRASER A R, WILLIAMS A B, et al. A systematic review on nutcracker syndrome and proposed diagnostic algorithm[J]. J Vasc Surg Venous Lymphat Disord, 2022, 10(6): 1410-1416.

第六章
精索静脉曲张的非手术治疗

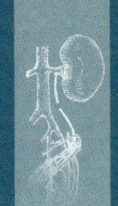

第一节 一般治疗

原发性精索静脉曲张（VC）的治疗，应根据患者静脉曲张的程度、是否伴有疼痛不适感、精液质量异常或不育，以及是否存在其他并发症等情况进行综合评估。

在治疗上，患者需要调节生活方式和饮食，如早睡、不熬夜、戒烟戒酒、忌辛辣油腻食物等，要特别注意避免久站、长跑等增加腹压的剧烈运动，因为这些运动有可能加重VC。

此外，可以采用物理疗法，包括降温疗法、低频电刺激（电生理技术）、阴囊托法等。降温疗法是对阴囊局部冷敷，可降低睾丸温度，改善精子的生长发育环境，同时可使血管收缩，减少血液淤积，改善症状。低频电刺激（电生理技术）可促进精索静脉回流，改善睾丸微环境，并在一定程度上缓解患者阴囊疼痛等症状。阴囊托法是用普通布带托起阴囊，或者穿紧身弹力内裤并用软毛巾托起阴囊，这种方法在一定程度上可以改善阴囊局部血液回流，达到减轻局部水肿和疼痛的目的。

（高勇 冯鑫 夏凯 邓春华）

第二节 药物治疗

一、针对精索静脉曲张的药物

（一）七叶皂苷类药物

七叶皂苷是在七叶树科植物七叶树的果实娑罗果中提取的三萜皂苷的钠盐，其代表性药物是迈之灵，是目前治疗VC的首选药物，具有抗炎、抗渗出、抗组织水肿的作用，能显著抑制血清中溶酶体的活性，降低毛细血管通透性，同时通过抑制血液中的蛋白酶，保护静脉管壁中的胶原纤维，提高管壁的张力和强度，从而逐步恢复病变静脉管壁的弹性和收缩功能，增加静脉回流，降低静脉压，减轻静脉淤血症状，改善由VC引起的症状，如阴囊胀痛等。

研究证实：部分患者服用迈之灵后，其精液质量得到改善；精索静脉显微结扎术联合服用迈之灵，相较于单纯手术治疗，可在一定程度上提高患者的精液质量和/或改善阴囊胀痛不适等症状，防止术后并发症的发生，有利于术后恢复。

（二）黄酮类药物

黄酮类的代表性药物是地奥司明片，为纯化微粒化的黄酮化合物，其小肠吸收率是非微粒化黄酮类药物的2倍。黄酮类药物具有抗炎、抗氧化作用，可快速提高静脉张力，降低毛细血管通透性，提高淋巴回流率，减轻水肿，从而改善临床型VC引起的疼痛症状，延缓亚临床型VC向临床型VC进展。

二、缓解疼痛的药物

针对局部疼痛患者，可以使用非甾体抗炎药（nonsteroidal anti-inflammatory drug，NSAID），如塞来昔布、辛诺昔康、吲哚美辛、布洛芬等。非甾体抗炎药是一类具有解热、镇痛作用的药物，主要通过抑制炎症组织中环氧合酶（cyclooxygenase，COX）的活性，使前列腺素（prostaglandin，PG）合成减少，从而发挥作用。有研究表明，这类药物能在一定程度上缓解由VC引起的阴囊胀痛症状。然而，由于NSAID存在不良反应，若长期使用，应注意消化道和血液系统禁忌证。

三、提高精子质量的药物

对于精液检查参数异常且有生育要求的VC患者，可使用促进精子发生、提高精子质量的药物。

（一）左卡尼汀

左卡尼汀的生理功能主要有两方面：一方面是作为转运脂肪酸线粒体β氧化过程中的重要因子参与精子能量代谢，对精子的成熟和运动有直接影响；另一方面是通过降低活性氧（reactive oxygen species，ROS）和抑制细胞凋亡来提高精子稳定性，避免精子遭受氧化损伤，从而使精子的前向运动能力及存活率显著提高。常用药物是左卡尼汀口服溶液。

（二）抗氧化剂

近年来，抗氧化剂在VC导致的不育或术后辅助用药方面的疗效研究显示，抗氧化剂能够在一定程度上提高VC患者的精液质量，然而其确切的效果还有待进一步的临床研究来证实。

1. 生物类黄酮　生物类黄酮是一类广泛存在于蔬菜、水果及药用植物中的抗氧化剂，其具有很强的还原性，不仅能够阻止自由基的产生，还能够清除体内的各种过氧化自由基。近年来，生物类黄酮在VC治疗中的应用也有相关报道。研究发现，其不仅能提高精子活力，还能缓解VC导致的疼痛。

2. 维生素E　维生素E是常用的抗氧化剂。相关研究表明，体内生殖系统产生过多的ROS是导致精子活力低下的一个重要因素。维生素E能通过抑制自由基的形成，阻止细胞膜脂质发生过氧化，从而维持精子顶体膜的完整性，提高精子顶体完整率和降低精子畸形率。此外，维生素E还能提高体内抗氧化酶的活性，进而提高精液质量、精子浓度和前向运动精子的比例，还有助于提高女方的自然受孕率。

3. 辅酶Q10　辅酶Q10作为一种抗氧化剂在调控男性生育中扮演着重要角色。过高的氧化应激水平会降低氧化磷酸化过程中辅酶的活性，因此，外源性补充辅酶有可能提高精液中辅酶的含量，从而改善精液参数。

4. 其他抗氧化剂　其他抗氧化剂在VC的治疗中也有报道。Paradiso Galatioto等的研究报道，精索静脉栓塞术后的不育患者，服用乙酰半胱氨酸联合多种维生素和微量元素能够提高精子数量，但是对1年受孕率没有明显影响。Takihara等在一项非对照研究中发现，VC结扎术后口服硫酸锌治疗，不仅能提高精液质量，而且能提高伴侣的受孕率。

（三）抗雌激素治疗

克罗米芬、他莫昔芬等药物能竞争性地结合下丘脑、垂体部位的雌激素受体，减弱体内正常雌激素的负反馈效应，促进FSH、LH的分泌，进而加强睾丸生精功能。

（四）促性腺激素

促性腺激素能够促进睾丸精子发生及雄激素的产生，也可用于VC伴不育的治疗。Radicioni等对20例患有左侧VC的不育患者使用FSH治疗3个月后，发现精子密度及前向运动精子的数量明显升高，且畸形精子的比例下降。促性腺激素也可作为精索静脉结扎术后的辅助用药。有研究显示，与单纯手术治疗相比，精索静脉结扎术联合促性腺激素治疗VC患者后的第6个月及第12个月，患者的精子浓度、活力、形态等指标得到更明显的改善，而且获得更高的伴侣受孕率。

四、雄激素类药物

尽管业内在VC对雄激素的影响方面仍存在争议，但目前的主流观点认为，VC可能会损害睾丸间质细胞的功能，导致雄激素水平下降。在治疗VC伴雄激素缺乏的性功能障碍患者时，可考虑使用雄激素替代疗法。但是，使用外源性雄激素药物会抑制睾丸的生精功能，长期使用则可能造成少精子症或无精子症等，因此，对于有生育需求的VC患者，不建议长期使用外源性雄激素类药物。

（高 勇　夏 凯　冯 鑫　邓春华）

第三节　中医中药治疗

一、辨证要点

辨八纲：本病的辨治原则是首辨虚实，次辨气血。本病多属实证，或为瘀血阻络，或为湿热夹瘀，可为寒滞肝脉，也有虚实夹杂者，如气虚夹瘀等。如无其他不适，多从血瘀论治。

二、治疗总则

中医学认为，气滞血瘀、络脉阻滞、肝肾亏虚是本病的主要病机，因此，治疗原则应以疏肝理气、活血化瘀、滋补肝肾为主。偏于肝郁者，佐以疏肝；兼命门火衰者，宜温补肾阳；虚证为气虚下陷，治以补中益气；或为肝肾亏虚，治以补益肝肾；实证或为寒凝肝脉，治以温经散寒；或为气滞血瘀，治以行气活血；或为湿热瘀阻，治以清热化湿之法。

三、证治分类

（一）实证

1. 气滞血瘀证

（1）症候：精索静脉曲张，盘曲成团，时时胀痛、刺痛，劳累则甚，休息则轻，舌青紫或有斑，脉弦细。

（2）辨证分析：气为血帅，血随气行，气滞有碍血的运行，血有碍气的运行，气滞与血互为影响，下焦络脉瘀滞日久，故精索络脉怒张；气机不畅，则时时胀痛，血不行故有时刺痛；劳则气耗，气少无力推动血行，加重血瘀而痛，反之，休息则可使症状减轻。舌青紫而有瘀斑、脉弦细为血之象。

（3）治则：行气活血，通络止痛。

（4）方药：桃红四物汤（《医宗金鉴》）合失笑散（《太平惠民和剂局方》）加减。

（5）方解：方用熟地黄、当归、白芍、川芎养血活血，桃仁、红花祛瘀生新，蒲黄、五灵脂行血散瘀而止痛，牛膝补肾又能活血下行，元胡活血行气而止疼痛，川芎、郁金、乌药行气活血止痛。共奏行气活血、通络止痛之功。

（6）中成药选择：大黄䗪虫丸。

2. 瘀血阻络证

（1）症候：阴囊青筋暴露，盘曲成团，状若蚯蚓，睾丸胀痛，劳累则加重，休息后减轻，伴面色晦暗、精液异常、少精。舌质暗或有瘀斑点，脉弦涩。

（2）辨证分析：本证重在瘀血阻络。其病机关键在于两个方面：其一为瘀血内停；其二在于络脉受阻。《医林改错》云："青筋暴露，非筋也现于皮肤者，血管也，内有瘀血。"瘀血阻络，络脉不畅，不通则痛，故见阴囊青筋暴露，盘曲成团，状若蚯蚓，睾丸胀痛较甚；劳则伤气，气虚则血运更加无力，瘀滞更甚，故劳累则加重，休息时减轻；瘀血积聚脉络，血运障碍。睾丸失于濡养，见精液异常、少精血瘀内阻，气血不能上荣，则见面色晦暗；舌质暗或有斑，脉弦涩亦为血之明证。

（3）治则：活血化瘀，通络止痛。

（4）方药：少腹逐瘀汤（《医林改错》）加减。

（5）方解：方用当归、川芎、赤芍活血化瘀，蒲黄、五灵脂通利血脉、祛瘀止痛，元胡行气止痛，小茴香、干姜温通血脉。若团块状肿物较大加皂角刺、荔枝核，痛甚加三七、川楝子。

（6）中成药选择：少腹逐瘀颗粒、少腹逐瘀丸。

3. 湿热夹瘀证

（1）症候：精索静脉曲张如蚯蚓状，精索粗肿、灼热疼痛，阴囊微有红肿，伴身重倦怠、脘腹痞闷，口中黏腻、恶心。舌红，苔黄腻，脉弦滑。

（2）辨证分析：本证或因酗酒，湿热下注；或由肝郁气滞，血行不畅，复感湿热，壅滞下焦；或因血瘀郁久而化热，或因湿热下注而致。因湿热阻滞，气血郁滞，故见阴囊坠胀、疼痛湿热交蒸，蕴结于外肾，则阴囊灼热、红肿，精索粗肿，灼热疼痛，湿热之邪久稽不去，挟血瘀阻滞脉络，故蚯蚓状团块较大。湿热中阻，脾胃健运无权，故见身重倦怠、脘腹痞闷、口中黏腻、恶心等。舌红苔黄腻，脉滑主湿热，脉弦主痛。

（3）治则：清热利湿，化瘀通络。

（4）方药：选方龙胆泻肝汤（《医方集解》）加减。

（5）方解：方中龙胆草、栀子、黄芩、泽泻、通草、车前子清热利湿；当归、红花活血祛瘀，柴胡疏肝理气。全方共奏清热利湿活血之效。瘀滞重者，加桃仁、红花、水蛭；湿热重者，加薏苡仁、黄柏、苍术。

（6）中成药选择：龙胆泻肝丸、龙胆泻肝颗粒。

4. 寒凝肝脉证

（1）症候：阴囊坠胀发凉，睾丸疼痛，牵及少腹、会阴，甚至阳缩，局部青筋暴露，状若蚯蚓，久行、久立加重，平卧休息减轻，腰膝酸痛，形寒肢冷。舌淡，苔白，脉沉细。

（2）辨证分析：足厥阴之脉绕循阴器、抵少腹；肝主宗筋，阴器乃宗筋所会寒主收引，其性凝滞，寒邪凝结足厥阴肝经，或肝经阴寒内盛，因寒凝肝脉，痹阻络脉，气血凝滞，故见阴囊坠胀、发凉，睾丸、会阴及少腹部疼痛，荏至阳缩气滞血络脉阻，故见局部青筋显露，状若蚯蚓久行、久立耗伤气血，血运迟缓，故病情加重，平卧休息后则减轻，寒邪内盛，阳微失于温养，见腰膝酸痛、形寒肢冷、精清精冷。舌淡，苔白，脉沉细为寒盛之征。

（3）治则：温经散寒，活血通脉。

（4）方药：当归四逆汤（《伤寒论》）加减。

（5）方解：方中当归、桂枝、细辛、通草温经散寒，活血通脉，白芍养血和营，大枣、炙甘草补脾气而调诸药，乌药、小茴香、玄参、红花等加强温经行气活血作用。桂枝辛温，合细辛、小茴香温散下焦寒邪，柴胡、橘核、良姜疏肝理气止痛，以附片、香附合通草以温通经脉，使经脉通，阳气振，客寒自除。气虚明显者如炙黄芪、党参，痛甚加丹参、乌药。

（6）中成药备选：当归四逆丸。

（二）虚证

1. 气虚下陷证

（1）症候：阴囊精索部位坠胀，久立行走劳累后加剧，兼见少气懒言、体倦肢软等症。舌淡，苔白，脉沉细而缓。

（2）辨证分析：气虚下陷，无力推动血行，固摄无力，故局部坠胀劳则气耗，久立行走劳累后症状加重。少气懒言，体倦肢软，舌淡胖，苔薄白，脉沉细而缓，皆为一派中气不足之征。

（3）治则：益气升阳，兼以化瘀止痛。

（4）方药：补中益气汤（《脾胃论》）加味。

（5）方解：方中黄芪补中益气、升清阳，人参、炙甘草健脾益气，白术燥湿健脾，辅黄芪补中益气之功，陈皮行气去滞，柴胡、升麻升阳举陷，丹参、红花、延胡索活血化瘀止痛。偏于寒者酌加桂枝温通血脉，偏于湿热者酌加薏苡仁、栀子以清热利湿。

（6）中成药备选：补中益气丸。

2. 肝肾亏损证

（1）症候：精索静脉曲张，阴囊青筋显露，状若蚯蚓，站则加重，卧能减轻，阴囊坠胀不适，时有隐痛。伴有头晕乏力，腰膝酸软，畏寒肢冷，失眠多梦，体倦乏力，或伴阳痿、不育等。舌质淡，苔薄白，脉沉细弦。兼寒者阴囊湿冷，小腹引痛兼湿热下注者局部胀痛，会阴部多汗。

（2）辨证分析：因房事不节，肝肾亏虚，筋脉失养或过度劳作，损伤筋脉，而致筋脉弛缓不收，络血瘀滞，故见精索静脉曲张。肝肾同源，肾精不足，肝血亦虚，精血亏虚则外肾失于濡养；肝为刚脏，体阴而用阳，肝体不足，疏泄失职，经气不利，故见阴囊、睾丸坠胀不适，时有隐痛；久病入络，气血郁滞，脉络瘀阻，见阴囊青筋显露，状若蚯蚓；阳亢于上，故头晕目眩肾精亏虚，腰府失养，则腰膝酸软；相火内扰，心神不宁，则失眠多梦；肝主宗筋，肾主生殖，肝肾亏虚，一则宗筋不用，二则生精之源不足，可见阳痿、不育。舌淡苔白，脉沉细无力，为精血亏虚之征。

（3）治则：补益肝肾，化瘀通络。

（4）方药：左归丸（《景岳全书》）加味。

（5）方解：方中熟地黄、菟丝子、龟板胶、鹿角胶补肾填精，山药益气健脾，枸杞、山萸肉补肝养筋，乌药、小茴香行气止痛，牛膝、王不留行疏肝通络，当归、丹参、鸡血藤、赤芍活血养血化瘀通络、兼寒滞者；酌加附子、肉桂温阳散寒；兼湿热者加黄柏、土茯苓清热利湿。

（6）中成药备选：左归丸、六味地黄丸。

四、其他中医疗法

1. 使用阴囊托带或穿阴茎-阴囊分离裤。

2. 按摩治疗。每晚睡前平卧，以右手示指和拇指缓慢按摩阴囊，以促进精索静脉血液回流。每次20～30 min，每晚1次。

3. 穴位注射。取阴廉穴常规消毒后，将当归注射液4 ml徐徐注入，1次/天，左右穴位交替注射，15天为1个疗程。

4. 外用药物。洗剂伸筋草50 g，透骨草、刘寄奴各25 g，艾叶40 g，红花15 g，水煎熏洗局部15 min，3次/天。外用敷药夏枯草、白芥子、五倍子、白芷各20 g，浙贝母25 g，儿茶10 g；上药共碾末，黄酒50 g。

5. 运动疗法。有报道采用吸气踢腿法治疗本病可以取得一定的疗效，具体方法为双手扶握床头或其他物体，进行深呼吸，随着吸气收缩小腹，意念气从下腹部提起。在吸气的同时，将患侧腿伸直，并用力向上踢起。如此反复操作30 min，3次/天，30天为1个疗程。为巩固疗效，在症状消失后，仍需坚持早、中、晚各操作100次。

（周少虎　翁治委　莫穗林）

参 考 文 献

［1］《精索静脉曲张诊断与治疗中国专家共识》编写组，中华医学会男科学分会. 精索静脉曲张诊断与治疗中国专家共识［J］. 中华男科学杂志，2015，21（11）：1035-1042.

［2］ ZAMPIERI N, ZAMBONI C, OTTOLENGHI A, et al. The role of lifestyle changing to improve the semen quality in patients with varicocele［J］. Minerva Urol Nefrol，2008，60（4）：199-204.

［3］ COLLODEL G, CAPITANI S, IACOPONI F, et al. Retrospective assessment of potential negative synergistic effects of varicocele and tobacco use on ultrastructural sperm morphology［J］. Urology，2009，74（4）：794-799.

［4］ EL MULLA K F, KÖHN F M, EL BEHEIRY A H, et al. The effect of smoking and varicocele on human sperm acrosin activity and acrosome reaction［J］. Hum Reprod，1995，10（12）：3190-3194.

［5］ JUNG A, EBERL M, SCHILL W B. Improvement of semen quality by nocturnal scrotal cooling and moderate behavioural change to reduce genital heat stress in men with oligoasthenoteratozoospermia[J]. Reproduction, 2001, 121(4): 595-603.

[6] UNDERLAND V, SÆTERDAL I, NILSEN E S. Cochrane summary of findings: horse chestnut seed extract for chronic venous insufficiency[J]. Glob Adv Health Med, 2012, 1(1): 122-123.

[7] TIAN R H, MA M, ZHU Y, et al. Effects of aescin on testicular repairment in rats with experimentally induced varicocele[J]. Andrologia, 2014, 46(5): 504-512.

[8] 李宏军, 张志超, 高瞻, 等. 联合迈之灵治疗慢性前列腺炎伴精索静脉曲张随机平行对照的多中心研究[J]. 中华泌尿外科杂志, 2013, 34(6): 435-439.

[9] FANG Y J, ZHAO L, YAN F, et al. Escin improves sperm quality in male patients with varicocele-associated infertility[J]. Phytomedicine, 2010, 17(3-4): 192-196.

[10] 田汝辉, 李朋, 王俊龙, 等. 精索静脉显微结扎术联合七叶皂苷治疗精索静脉曲张的有效性与安全性[J]. 中华医学杂志, 2015, 95(36): 2910-2913.

[11] PERRIN M, RAMELET A A. Pharmacological treatment of primary chronic venous disease: rationale, results and unanswered questions[J]. Eur J Vasc Endovasc Surg, 2011, 41(1): 117-125.

[12] NICOLAIDES A, KAKKOS S, EKLOF B, et al. Management of chronic venous disorders of the lower limbs-guidelines according to scientific evidence[J]. Int Angiol, 2014, 33(2): 87-208.

[13] SÖYLEMEZ H, KILIÇ S, ATAR M, et al. Effects of micronised purified flavonoid fraction on pain, semen analysis and scrotal color Doppler parameters in patients with painful varicocele; results of a randomized placebo-controlled study[J]. Int Urol Nephrol, 2012, 44(2): 401-408.

[14] ZAMPIERI N, PELLEGRINO M, OTTOLENGHI A, et al. Effects of bioflavonoids in the management of subclinical varicocele [J]. Pediatr Surg Int, 2010, 26 (5): 505-508.

[15] AGARWAL A, SHARMA R K, NALLELLA K P, et al. Reactive oxygen species as an independent marker of male factor infertility [J]. Fertil Steril. 2006, 86 (4): 878-885.

[16] TREMELLEN K. Oxidative stress and male infertility: a clinical perspective [J]. Hum Reprod Update, 2008, 14 (3): 243-258.

[17] FESTA R, GIACCHI E, RAIMONDO S, et al. Coenzyme Q10 supplementation in infertile men with low-grade varicocele: an open, uncontrolled pilot study [J]. Andrologia, 2014, 46 (7): 805-807.

[18] PARADISO GALATIOTO G, GRAVINA G L, ANGELOZZI G, et al. May antioxidant therapy improve sperm parameters of men with persistent oligospermia after retrograde embolization for varicocele? [J]. World J Urol, 2008, 26 (1): 97-102.

[19] OLIVA A, DOTTA A, MULTIGNER L. Pentoxifylline and antioxidants improve sperm quality in male patients with varicocele [J]. Fertil Steril, 2009, 91 (4 Suppl): 1536-1539.

[20] MENDELUK G R, CHENLO P H, SARDI-SEGOVIA M, et al. Usefulness of pentoxifylline to improve semen quality [J]. Fertil Steril, 2010, 94 (1): e28.

[21] TANRIKUT C, CHOI J M, LEE R K, et al. Varicocele is a risk factor for androgen deficiency [J]. Fertil Steril, 2007, 88 (3): s386.

[22] TANRIKUT C, GOLDSTEIN M, ROSOFF J S, et al. Varicocele as a risk factor for androgen deficiency and effect of repair [J]. BJU Int, 2011, 108 (9): 1480-1484.

[23] LUO D Y, YANG G, LIU J J, et al. Effects of varicocele on testosterone, apoptosis and expression of StAR mRNA in rat Leydig cells [J]. Asian J

Androl, 2011, 13（2）: 287-291.

[24] MOSS J L, CROSNOE L E, KIM E D. Effect of rejuvenation hormones on spermatogenesis[J]. Fertil Steril, 2013, 99（7）: 1814-1820.

[25] 秦国政. 精索静脉曲张性不育论治对策[J]. 北京中医药大学学报, 2016, 39（4）: 341-343.

[26] 张敏建, 郭军. 中西医结合男科学[M]. 北京: 科学出版社, 2011.

[27] 徐福松. 徐福松实用中医男科学[M]. 北京: 中国中医药出版社, 2009.

[28] 周少虎, 谢建兴. 男科病从瘀论治的临床运用[J]. 新中医, 2007, 9: 97-98.

[29] 关伟, 王鹏. 崔学教教授治疗精索静脉曲张经验介绍[J]. 新中医, 2007, 39（7）: 9-10.

[30] 陈志强, 江海身. 男科专病中医临床诊治[M]. 2版. 北京: 人民卫生出版社, 2006.

[31] 贾金铭. 中国中西医结合男科学[M]. 北京: 中国医药科技出版社, 2005.

第七章
精索静脉曲张的手术治疗

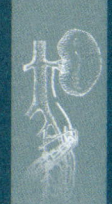

第一节 概 述

虽然精索静脉曲张（VC）在男性不育中的意义尚未完全明确，而且在外科治疗的价值及各种治疗方式的优劣势方面尚存异议，但VC的手术治疗仍是目前最常用的男性不育外科治疗手段之一。VC治疗的目的是减轻症状、改善睾丸功能、提高精液质量及生育能力。

无症状或症状轻者一般不需要手术治疗。VC的手术适应证主要是VC伴不育者、重度VC患者，以及轻、中度VC伴精液质量异常或症状严重（如阴囊坠胀、疼痛等）或睾丸缩小、质地变软者。青少年患者的手术适应证仅限于严重VC、持续疼痛及同侧睾丸发育迟缓、体积缩小者。术前无精子的VC患者，精索静脉结扎术后的精液中亦有可能出现精子，非梗阻性无精子症患者术后精液中出现精子者占5%，其中21%~55%有活动精子，25%可自然受孕。即使已生育，手术对保存造精及内分泌功能仍有价值。

VC的手术治疗方法包括外科手术治疗和介入技术（顺行或逆行技术）。外科手术治疗包括传统经腹股沟途径、经腹膜后途径、经腹股沟下途径精索静脉结扎术，显微技术腹股沟途径或腹股沟下途径精索静脉结扎术，腹腔镜精索静脉结扎术，精索静脉转流术等。虽然多项荟萃分析显示，近年来显微手术越来越受到关注，但在治疗方式的选择方面应充分考虑患者的具体情况、医院的条件、术者的经验等因素，需要与患者做充分的沟通并尊重患者的意愿。

一、手术方式

VC手术治疗最常用的外科入路包括经腹膜后途径、经腹股沟途径、经腹股沟下途径。由于对解剖位置比较熟悉、术后并发症的发生率低及手术良好的疗效，成人泌尿外科医师和不育专科医师最常采用经腹股沟途径和经腹股沟下途径。经阴囊切口是最早使用的VC手术途径之一，由于该途径较易损伤睾丸动脉及静脉的解剖网状特点，目前已经基本摒弃。

（一）经腹膜后途径

经腹膜后途经更靠近精索内静脉汇入肾静脉处，该入路可以采用开放方式（Palomo法）或腹腔镜技术完成。有研究认为，肾包膜静脉和精索内静脉的吻合支，往往在内环水平才汇合，手术时若遗漏，会导致术后VC复发，因此要注意精索内静脉旁的扩张静脉，由于腹股沟和腹膜后侧支的存在、漏扎围绕动脉的细小静脉等因素的存在，该途径的开放手术复发率可接近15%。开放手术通常不能较好地辨认并保护淋巴管，部分术者采用睾丸动静脉集束结扎，更易导致术后并发症的发生，Palomo法术后水肿的发生率约为7%。腹膜后高位结扎术的优点是该部位精索静脉分支少，不易伤及输精管。

腹腔镜精索静脉结扎术有较好的疗效，具有在放大情况下辨认并保护睾丸动脉、可以同时处理双侧病变等优势。总体上，研究认为腹腔镜精索静脉结扎术的复发率不超过2%，但术后水肿的发生率仍在5%～8%。曾有人尝试术中应用淋巴示踪剂以辨认并保护淋巴管，质疑者认为此方法会损害患者的生精功能。另有观点认为，将几乎可以在门诊完成的腹膜外操作采用需经腹腔的介入技术，侵袭性偏高。

（二）经腹股沟途径

开放的经腹股沟VC结扎术一般强调在内环处高位结扎精索静脉（Ivanissevich法），其术后水肿的发生率为3%~39%，复发率为9%~16%。显微技术经腹股沟途径精索静脉结扎术一般要求切开外环口（改良Ivanissevich法），以利于探查并处理靠近外环处的精索外静脉，该静脉回流入阴部外静脉。有研究认为，漏扎可能导致VC的复发。

（三）经腹股沟下途经

经腹股沟下途径的优势在于疼痛轻微、易显露精索，在肥胖和有腹股沟区手术史的患者中尤为明显，而且术后恢复快。然而，该途径需要处理的静脉支数较多，处理环绕动脉的网状静脉尤其困难，睾丸动脉的分支常超过1支，甚至可多达4支，这就使腹股沟下途径精索静脉结扎术具有相当高的挑战性。显微技术的应用极大地改进了VC的外科治疗技术水平。在6~25倍放大倍率下，使用其他手术方式极易漏扎的网状小静脉可以被清晰地辨认并处理。在此情况下，睾丸动脉通常也可以被识别，从而降低了因意外损伤睾丸动脉而致睾丸缺血和萎缩的概率。应用多普勒微探头结合血管扩张剂，可进一步降低睾丸动脉被误扎的概率。应用显微技术，经腹股沟及经腹股沟下两种途径的术后复发率<2%，由于可以清晰地辨认和保护淋巴管，基本不会导致水肿的发生。

（四）选择性精索内静脉栓塞

1. 顺行技术 1977年，Laccarino首先报道了向精索内静脉注入硬化剂以治疗静脉曲张，开辟了VC治疗的新途径。Tauber等于1988年率先采用精索静脉顺行栓塞术治疗VC，近年来国内亦有相关报道。顺行精索静脉栓塞术的优点如下。

（1）手术创伤小，无须特殊设备及麻醉，较手术结扎费用低。

（2）患者痛苦小，恢复快，可于门诊进行，平均手术时间不超过30 min。

（3）5%的鱼肝油酸钠为一种血管硬化剂，在破坏血管壁后可使细胞附着、聚集并形成血栓，导致血管闭塞，可致永久性栓塞。

（4）与股静脉插管逆行栓塞术相比，该技术的导管行程短，无断管之忧。绝大多数患者术后观察2～4 h即可出院。

2. 逆行技术 通过股静脉或颈内静脉插管，选择性插入精索内静脉，注射对比剂以观察精索静脉的侧支及形态，常用的栓塞物质有5%鱼肝油酸钠、明胶海绵、脱落气囊、金属线圈、球伞及组织黏合剂等。经皮栓塞技术在VC修复中的创伤性最小，其最大的优势在于动脉保护和相对微小的侵入性，其不利之处在于寻找静脉的困难性易导致插管失败，以及一些尽管发生率不高但仍具有较高危险性的术后并发症，如对比剂反应、动脉损伤、血栓性静脉炎、金属线圈移位等，15%～30%的病例由于精索静脉与腰静脉或肾包膜静脉等有交通支，可造成交通支栓塞而影响器官功能。该技术不会导致术后阴囊水肿，复发率为4%～11%。

（五）其他方法

国内外还有多种精索内静脉转流的手术方法，一般采用精索内静脉和腹壁下静脉、腹壁浅静脉、髂外静脉等进行吻合。其缺点也是显而易见的，即手术复杂、显微外科技术要求高、影响手术效果的因素多等。

二、并发症

精索静脉结扎术后常见的并发症主要有鞘膜积液、睾丸动脉损伤、VC持续存在或复发等。

（一）鞘膜积液

鞘膜积液是精索静脉结扎术后最常见的并发症，发生率为3%~39%，平均为7%，淋巴管损伤或被误扎是引发鞘膜积液的主要原因。

（二）睾丸动脉损伤

术后睾丸萎缩的发生多数由手术时结扎或损伤睾丸动脉而引起，总体睾丸萎缩的发生率约为0.2%。

（三）精索静脉曲张持续存在或复发

VC复发的原因被认为是精索内静脉结扎术后新建立的侧支循环静脉功能异常，以及漏扎精索内静脉的属支、精索外静脉及引带静脉等。文献报道精索静脉结扎术后的复发率为0.6%~45.0%。

（四）其他并发症

腹腔镜手术可能导致盆腔、腹腔器官及血管损伤等严重并发症。

VC患者无论采取何种外科治疗方式，都可能复发。判断VC是否复发的标准并不统一，欧美有些学者仍然以触诊作为诊断标准，仅在部分患者身上采用彩色多普勒超声检查。一般认为，应综合手术6个月之后的体格检查和彩色多普勒超声检查结果，当两者都达到临床型VC的诊断标准时才考虑存在复发，必要时可行静脉造影术。

复发性VC的治疗必须遵循VC的一般治疗原则，再次手术的指征需要符合手术适应证，根据患者及疾病的具体情况、手术史、医院条件、术者经验，并在与患者及其家属充分沟通的前提下，选择传统开放手术、显微手术、腹腔镜手术、精索内静脉造影同时行栓塞治疗等方法。

（庄锦涛　涂响安）

第二节　传统开放手术

精索静脉曲张（VC）的传统开放手术（open surgery）主要是外科医师在肉眼直视下通过手或者用手操作器械来处理曲张的静脉以达到治疗目的的外科技术。最常用的外科入路包括经腹股沟途径、经腹股沟下途径和经腹膜后途径，经阴囊途径目前已经基本摒弃。

传统开放手术的优势是可以在直视下操作，立体感强，手术视野开阔，能够为术者提供整体的视角，对较大、组织结构紊乱、组织来源不清楚等相对复杂的病变组织处理起来会更加从容和彻底，遇到大出血等紧急情况时也可以迅速处理，手术适应证相对广泛。另外，随着手术熟练程度的提高，开放手术也可以较小的切口、微小的创伤和较短的手术时间获得整体疗效上的提升。另外，我国广大基层医院由于医疗资源有限，医疗人员缺乏必要的训练，微创手术、显微手术等尚未开展和普及，因此，在许多基层医院中传统开放手术仍然是唯一的选择。

一、经腹股沟途径

由于对解剖结构较为熟悉、手术并发症的发生率较低及具有良好的疗效，成人泌尿外科医师和不育专科医师最常采用经腹股沟途径和经腹股沟下途径。开放的经腹股沟VC结扎术一般强调在内环处高位结扎精索内静脉（Ivanissevich法），其术后水肿的发生率为3%~39%，复发率为9%~16%。

二、经腹股沟下途径

腹股沟下途径的优势在于疼痛轻微、容易显露精索，在肥胖和有腹股沟区手术史的患者中尤为明显，而且患者术后恢复快。然而，经该途径需要处理的静脉支数较多，对环绕动脉的网状静脉的处理尤为困难，睾丸动脉分支常超过1支，甚至可多达4支，这就使经腹股沟下途径精索静脉结扎术具有相当大的挑战性。

三、经腹膜后途经

经腹膜后途经更靠近精索内静脉汇入肾静脉处，该入路可以采用开放方式（Palomo）完成。有报道认为，肾包膜静脉和精索内静脉的吻合支，往往在内环水平才汇合，手术时的遗漏会导致术后VC复发，因此要注意精索内静脉旁的扩张静脉。由于腹股沟和腹膜后侧支的存在、漏扎围绕动脉的细小静脉等因素的存在，该途径的开放手术的复发率可接近15%。开放手术通常不能辨认并保护淋巴管，部分术者采用睾丸动静脉集束结扎更容易导致术后并发症的发生。Palomo法术后水肿的发生率约为7%。

四、经阴囊途径

经阴囊做切口是最早应用的VC手术途径之一。由于该途径较易损伤睾丸动脉及静脉解剖的网状特点，目前已经基本弃用。

近年来，我国显微男科技术发展迅速，虽然多项荟萃分析显示显微手术越来越具备优势，但在选择治疗方式时应该充分考虑患者的具体情况、医院的条件、术者的经验等因素，并与患者做充分的沟通并尊重患者的意愿。临床医师应该认识到，显微手术不能被简单地理解为切口最小，而是对组织脏器的损伤最小、对内环境稳定性的干扰最轻。选用合适的术式，开放手术也能获得与显微手术相同的效果。

（张亚东　邓春华）

第三节　腹腔镜手术

一、概述

内镜（endoscopy）一词起源于希腊语。随着医学技术的发展，内镜技术一直在不断进步中。腹腔镜作为内镜技术的重要组成部分，最初被用于疾病检查及诊断。1910年，瑞典斯德哥尔摩的Jacobaeus首次使用腹腔镜检查（laparoscopy）这一名词，当时用的是一种套管针以制造气腹。普外科医师Fervers是第一位使用腹腔镜施行外科手术的医师，并于1933年报道了腹腔镜下使用活检装置和烧灼法松解腹内粘连。1987年，法国外科医师Mouret首次在人体内使用腹腔镜做胆囊切除并获得成功。腹腔镜因具备创伤小、恢复快、视野清晰等优点而得到快速发展。1976年，Cortesi等应用腹腔镜诊断隐睾，开创了腹腔镜在泌尿外科领域中应用的先河。1990年，Glayman首次在腹腔镜下行肾脏切除术，此后掀起了泌尿外科医师开展腹腔镜手术的热潮。相对于其他外科领域，因泌尿系统腔道结构的特殊优势，腹腔镜在泌尿外科中的作用被淋漓尽致地发挥出来，绝大部分传统手术已基本被腹腔镜替代。

VC手术治疗从20世纪初开始施行。1918年Ivanissevich介绍了经腹股沟途径精索静脉结扎术，用以结扎精索外静脉和提睾肌静脉。Palomo于1949年介绍腹膜后精索静脉高位结扎术，因手术操作简单而迅速得到推广。自1990年Sanchez最先报道腹腔镜精索静脉高位结扎术以来，这种手术方式被泌尿外科医师逐步接受并得到飞速发展。

随着社会的不断进步及腹腔镜设备的逐渐普及，美观及微创的概念深入人心，腹腔镜手术逐步替代传统开放手术。与传统开放手术相比，腹腔镜手术可同时行双侧精索静脉结扎，具有手术操作简单、时间短、术后恢复快等明显的优势。大量早期研究认为，腹腔镜下精索静脉结扎术与开放手术相比，疗效无明显差异，但在术后恢复情况、平均住院日、美观等方面有一定的优势。在我国目前显微设备尚未普及的情况下，大多数医院治疗VC仍以腹腔镜手术为主，如何在腹腔镜下分离睾丸动脉及淋巴管并对其加以保护是本节重点探讨的内容。

腹腔镜精索静脉高位结扎术按手术入路可分为经腹途径和经腹膜外途径（经腹膜前间隙）；按切口数量可分为标准三孔、两孔、经脐单孔及单切口多孔腹腔镜精索静脉高位结扎术；按手术方式可分为高位精索血管集束结扎的Palomo术式和保留精索动脉的Ivanissevich术式。有经验的医师根据所在医院的仪器设备情况，创造性地实施了多种手术方式，此为可借鉴之处。

经腹腔途径的操作空间大、视野清楚、解剖标志明显，是最常用的手术入路，但该途径对腹腔器官的干扰较大，存在损伤腹腔器官、术后肠粘连等风险。标准三孔的术式操作较灵活，但每个切口都会有出血、疼痛、切口疝及内在器官损伤等潜在风险；两孔、经脐单孔或单切口多通道腹腔镜手术更加美观，但存在孔道狭小、操作器械相互平行、器械易相互干扰、视野受限、暴露不佳等缺点。

Palomo术式简单、易掌握、手术时间快、术后恢复快，但结扎睾丸动脉有致睾丸萎缩的风险；Ivanissevich术式对医师的技术要求比较高，手术时间相对较长，但越来越多的研究表明，保留睾丸动脉及淋巴管可降低术后睾丸萎缩、鞘膜积液等并发症的发生率，并能明显提高患者的精液质量。各级医师可根据自身技术特点及患者情况选择不同的入路及手术方式，以患者最大获益为选择标准。

二、手术适应证

1. VC伴阴囊胀痛症状明显者，即使已生育，亦可选择手术治疗。
2. VC伴不育、存在精液检测异常、配偶检查无异常发现者。
3. 青少年VC伴睾丸体积缩小者。

三、手术禁忌证

1. 与一般腹腔镜手术禁忌证一致，心肺功能差、脓毒症等。
2. 穿刺点或腹腔有感染、有盆腔手术史并广泛粘连者。
3. 继发性VC，原发疾病未治疗者。

四、术前准备

1. 一般术前检查，包括血常规、肝肾功能、电解质、凝血、心电图等；术前6 h禁食，手术开始前留置尿管。
2. 进行体格检查。嘱患者行Valsalva动作后触诊精索静脉并对其进行分级。
3. 对于青少年VC患者，超声检查精索静脉内径、睾丸体积及左肾静脉血流情况，排除胡桃夹综合征。
4. 进行2～3次精液常规检查。对于不育及精液常规检查结果异常的患者，建议查性激素、精子抗体等。了解术前患者精液的质量，以便进行术后对比并判断手术疗效。

五、手术方法及步骤

（一）经腹三孔腹腔镜下精索静脉高位结扎术

1. 建立气腹　患者先取仰卧位，垫高其臀部。于脐下缘做1 cm小切口，使用2把铺巾钳上提腹壁，用Veress针穿刺入腹腔，通常有2次明显的突破感。抽吸无肠内容物、血液，注入生理盐水，顺畅后连接气腹机，注入CO_2，注意观察注入CO_2时是否顺畅，观察进气流量、气腹机显示的气腹压力及注入的CO_2量是否正常。接通气腹机时显示腹腔实时压力应＜4 mmHg，若≥4 mmHg，则提示气腹针前方有组织堵塞，通常是由气腹针未进入腹腔所致，应尽快拔出气腹针并重新穿刺，以免大量气体进入腹膜外腔后将腹膜与腹壁分离，增加再次穿刺的难度。若穿刺后进气不理想，可采用Hasson法在直视下切开腹膜，建立气腹，避免损伤肠管及血管。气腹压力达12~15 mmHg且腹部均匀膨隆时，标志气腹成功建立。注意气腹压力需根据术中患者的血气分析CO_2分压值进行适当的调整。

2. Trocar位置　气腹建立后拔除气腹针，经气腹针切口穿刺并放置第1个10 mm Trocar，连接气腹管，调节气腹机压力，将其维持在12~15 mmHg。于该Trocar处置入10 mm腹腔镜观察镜，观察穿刺点下方是否有出血及是否有脏器血管损伤。在腹腔镜监视下于麦氏点及反麦氏点分别置入1个5 mm Trocar。

3. 术者位置　助手站在患侧，术者站在助手的对侧。

4. 寻找精索血管　患者取头低足高的15°仰卧位。入镜后首先再次观察腹腔内情况，观察肠管是否有粘连。观察患侧内环口，辨认精索血管和输精管，判断精索静脉的大致数量。左侧内环口处往往有降结肠和乙状结肠腹壁粘连，严重者可遮挡内环口，以至于无法观察到精索和输精管。此时可用剪刀将肠管粘连带剪断以松解粘连，可暴露内环口处的精索和输精管，必要时可牵拉阴囊确认解剖结构。在距离内环口2~3 cm处，用分离钳提起精索血管表面的腹膜，于精索血管内侧剪开腹膜，此时因气腹压力可见CO_2自切口进入腹膜后间隙，腹膜自动与精索分离，将腹膜切口剪成倒"T"形，以显露精索血管。集束结扎时将整束精索血管上提，血管夹双重夹闭后离断（亦可不离断）。

5. 游离睾丸动脉及淋巴管 打开腹膜后，沿吸引器向精索表面滴注2%的盐酸利多卡因，以预防血管痉挛。在完全游离精索之前先游离睾丸动脉。睾丸动脉往往位于精索内静脉表面的内侧，穿行于多根精索内静脉之间，动脉在腹腔镜下的特点为有搏动、迂曲、管壁较厚、色泽较红，游离后可成拱桥状，也可用无损伤分离钳夹闭血管近心端，挤压阴囊，若血管不能鼓起、充盈则为动脉，反之为静脉。分离动、静脉过程中可见细小、透亮的淋巴管，将镜下所见的动脉及淋巴管游离并注意保护（图7-3-1、图7-3-2）。

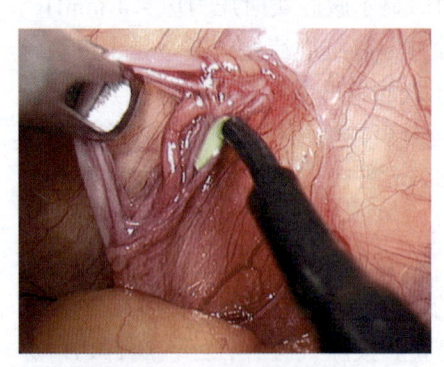

图7-3-1 镜下所见睾丸动脉

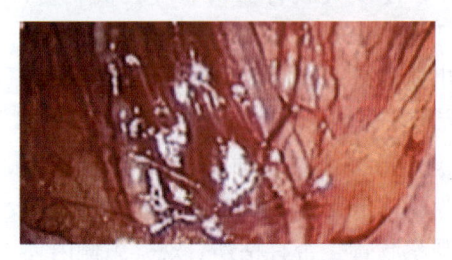

图7-3-2 镜下所见淋巴管

但是，并非在所有的患者身上都能明确找到睾丸动脉及淋巴管。对于不能明确找到睾丸动脉及淋巴管的患者，经验性的做法是将精索内静脉鞘打开，将每一支静脉剥离干净后结扎、离断。有研究认为，内环口上方精索内静脉通常为2～3支，静脉内径较动脉及淋巴管更宽，分离更容易，因此，单独结扎静脉，动脉及淋巴管会自然而然地保留下来。具体方法是左手用弯钳夹住静脉左侧筋膜，右手用电钩沿静脉走行方向划入静脉鞘内，双手同时向静脉两侧轻轻牵拉，反复多次，可见静脉完全显露。用电钩从后方紧贴静脉壁挑起静脉并上下滑动，左手改用输尿管抓钳上提静脉，使用Hem-O-lock夹闭后剪断。将精索内所有静脉剥离后结扎。

6. 观察创面、退镜、缝合 挤压患侧阴囊，观察精索血管结扎后是否有遗漏。将气腹压降至5 mmHg，检查创面有无出血，无须缝合腹膜，也无须留置引流管，拔除Trocar，手术床复位，缝合切口。

（二）经腹膜外三孔腹腔镜下精索静脉高位结扎术

1. 建立通道 于脐下0.5 cm处做切口，长约2 cm，切开皮肤、皮下组织、前鞘，纵行牵开腹直肌，显露后鞘，右手示指于后鞘及腹直肌之间向耻骨方向分离，置入筋膜扩张器，注入约600 ml空气以扩张腹膜外间隙，留置10 mm Trocar，缝合切口，以免漏气。连接气腹机，压力设置为12～15 mmHg，腹腔镜监视下于脐下2 cm两侧腹直肌外侧缘分别置入，也可在脐与耻骨联合中点及中下1/3处分别置入5 mm Trocar。

2. 术者位置 助手站在患侧，术者站在助手的对侧。术者亦可始终站在患者的左侧，助手站在患者的右侧或头侧。

3. 手术过程 分离腹膜外间隙至内环口，找到精索及输精管，在输精管上方约2 cm处分离睾丸动脉及淋巴管后结扎精索内静脉，方法同前。关切口前降低腹压至5 mmHg并观察1 min，无活动性出血后方可结束手术，无须留置引流管。

（三）经腹单孔腹腔镜下精索静脉高位结扎术

患者取仰卧位，垫高其臀部，沿肚脐下缘切开约3 cm，逐层切开腹壁进入腹腔，将单孔腹腔镜通道（自制或成品）置入腹腔，连接气腹机，压力设置为12～15 mmHg，置入普通腹腔镜器械即可完成手术，但在分离睾丸动脉及淋巴管方面相较于三孔腹腔镜稍困难。

（四）经脐微双孔腹腔镜下精索静脉高位结扎术

1. 建立气腹 患者先取平仰卧位。于脐两侧缘任选一侧做5 mm小切口，用Veress针穿刺入腹腔，抽吸无肠内容物、血液，注入生理盐水顺畅后连接气腹机，注入CO_2，注意观察注入CO_2时是否通畅，观察进气流量、气腹机显示的气腹压力及注入的CO_2量是否正常，不通畅时可以调节气腹针方向直至通畅，否则要重新置入气腹针。气腹压力达到14 mmHg或腹部已经有一定张力时标志气腹成功建立。

2. Trocar位置 本术式的特点正是Trocar的放置，Trocar分别位于脐缘两侧，并且均为5 mm的小Trocar。气腹建立并拔除气腹针后，经气腹针切口穿刺放置第1个5 mm Trocar，同时连接气腹管，调节气腹机压力（维持在14 mmHg）。于该Trocar置入5 mm腹腔镜观察镜，观察腹腔内是否有出血及器官损伤，进一步确定建立气腹及放置第1个Trocar时的操作是正确、安全的。确定第1个Trocar安全后维持气腹压力，退镜，于第1个Trocar对侧脐缘做5 mm小切口，置入第2个5 mm Trocar（图7-3-3）。此时，2个Trocar放置完毕。

3. 术者位置 一般术者站在患侧的对侧或头侧，以便于操作。选择患侧Trocar置入腹腔镜观察镜，对侧Trocar置入操作器

第七章 精索静脉曲张的手术治疗 97

械。本术式由于2个Trocar的位置比较靠近，往往需要1名术者即可完成。术者可左手持腹腔镜，右手持操作器械。

4. 寻找精索血管 患者取头低足高的15°仰卧位。入镜后首先再次观察腹腔内情况，观察肠管是否有粘连等。观察患侧内环口，辨认精索血管和输精管（图7-3-4）。左侧内环口处往往有降结肠和乙状

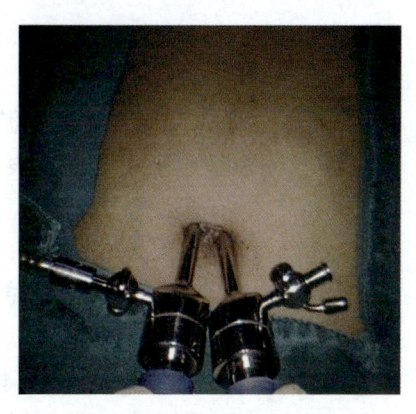

图7-3-3 Trocar位置

结肠腹壁粘连，严重者可遮挡内环口，无法观察到精索和输精管（图7-3-5）。此时用剪刀将肠管粘连带剪断并松解粘连，可显露内环口处的精索和输精管，必要时可牵拉阴囊以确认解剖结构。距离内环口2 cm以上用分离钳提起精索血管表面的腹膜，此时稍用力钳夹并提起腹膜，使钳夹处腹膜出现一处小破口（图7-3-6）。再次提起该处附近的腹膜，此时CO_2自破口进入腹膜后间隙，

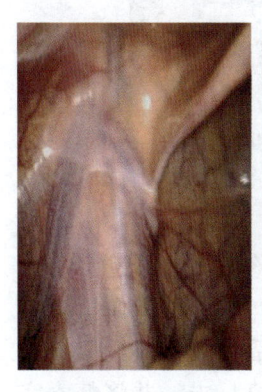

图7-3-4 辨认精索血管和输精管

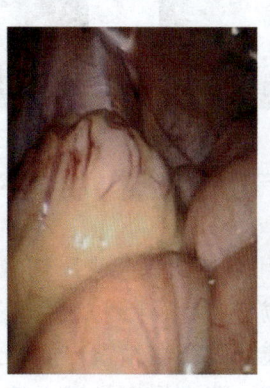

图7-3-5 肠管遮挡精索和输精管

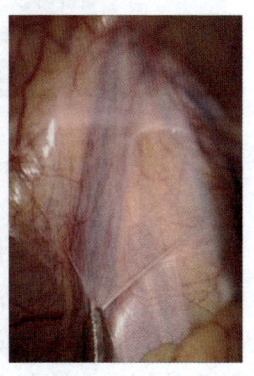

图7-3-6 分离钳钳夹并提起腹膜

CO_2自然将腹膜与精索表面分离，于破口处用剪刀纵行剪开腹膜约2 cm（图7-3-7）。

5. 游离睾丸动脉 在完全游离精索之前先游离睾丸动脉。睾丸动脉往往位于精索内静脉表面内侧，穿行于多根精索内静脉之间，动脉在腹腔镜下的特点为有搏动，管壁较厚，色泽较红，游离后可成拱桥状（图7-3-8），也可用无损伤分离钳夹闭血管近心端，挤压阴囊，若血管不鼓起、充盈，则为动脉，反之为静脉。此时精索静脉的内外侧及后方还未游离，相对较固定，有利于静脉表面动脉的游离。但是本术式由于只有一个操作杆，游离睾丸动脉有时很困难，尤其是位于静脉深处（后方）的睾丸动脉，单根操作杆很难将其游离。

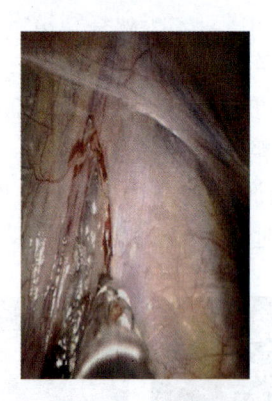

图7-3-7 用剪刀纵行剪开腹膜 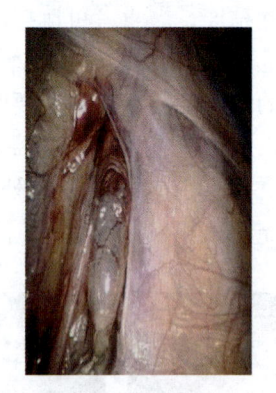　　图7-3-8 游离并显露睾丸动脉

6. 游离精索 用分离钳提起腹膜切缘外侧，顺着被CO_2分离开的腹膜后间隙游离精索外侧及后方，再提起腹膜切缘内侧，顺着精索与腹膜间隙游离精索内侧及后方。此时精索前后及内外侧完全被游离，分离钳容易进入精索后方，并将精索完全挑起。

7. 保护睾丸动脉、结扎精索内静脉 由于只有一个操作套管，除非使用打结器，否则打结操作无法进行。为了简化手术，往往使用Hem-o-lok等血管夹双重或三重结扎精索内静脉，静脉可以离断，也可以不离断（图7-3-9）。

8. 观察创面、退镜、缝合 挤压患侧阴囊，观察精索血管结扎后是否有遗漏，将气腹压降至5 mmHg，检查创面有无出血，拔除Trocar，缝合切口（图7-3-10）。

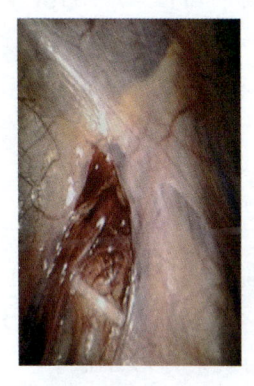

图7-3-9 使用Hem-o-lok结扎精索内静脉

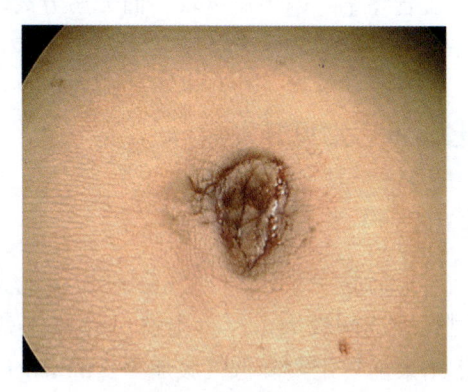

图7-3-10 术后切口外观

六、手术心得

1. 气腹针刺入腹腔后前方通常无阻力，进气后腹壁局部膨隆时考虑气腹针未进入腹腔，若大量进气后气腹压力仍未明显升高，则不排除气腹针进入肠管的可能。

2. 手术尽量避免使用超声刀及电钩通电操作，以免因热效应而致血管萎缩。

3. 切开腹膜前要大致判断精索静脉的数量，避免漏扎。

4. 应于精索右侧剪开腹膜而不是正上方剪开，有利于右手使用器械分离精索后方。

5. 剪开腹膜时要避开腹膜上的细小血管，因为腹膜血管出血有时会非常严重。

6. 精索内血管较细，分离动脉过程中难免有离断的可能，因此，可用纱布条压迫后暂时提高气腹压至20 mmHg。如有少量静脉出血，钳夹3~5 min即可自行闭塞。尽量不用电凝止血，以免血管痉挛。因出血量较多而无法分离动脉时可行集束结扎，以保证手术的安全性。

七、术后常见并发症

（一）出血

术后常见的出血并发症包括结扎夹脱落或睾丸动脉出血。因腹腔空间较大，严重出血可导致休克，需再次手术止血。手术结束前一定要降低气腹压至5 mmHg后再观察有无出血。

（二）阴囊气肿

阴囊气肿由术中CO_2进入阴囊所致，多为暂时性。手术结束前应挤压阴囊，术后无须特殊处理，气肿便可自行吸收。

（三）睾丸鞘膜积液

集束结扎的患者出现睾丸鞘膜积液的比例较高，多为静脉回流受阻或误扎淋巴管所致，因此，术中应尽量保留睾丸动脉及淋巴管。若有少量积液，可托高阴囊，给予改善循环的药物；若积液较多且影响生活，可行睾丸鞘膜翻转术。

(四) 肠梗阻

肠梗阻多为粘连性肠梗阻,可以采取留置胃肠减压、注射液状石蜡、使用药物刺激排便等措施,一般情况下可逐渐好转,严重者需联系普外科医师行手术治疗。

(五) 睾丸萎缩

术后睾丸体积较术前缩小>2 ml,提示睾丸萎缩是睾丸动脉结扎所致。术中应尽量保留睾丸动脉。

(六) 睾丸疼痛

有研究认为,睾丸疼痛是术中损伤生殖股神经生殖支所致,术中应避免使用电凝,结扎部位距离内环口不能太近。疼痛一般1个月左右可自行缓解,严重者可给予消炎镇痛药物治疗,若仍无效,可考虑行生殖股神经切断术。

(七) 切口感染

该手术为Ⅰ类切口,不推荐常规使用抗生素。若术前脐部未清理,术后易感染。感染后应及时清理切口,定期换药。

八、术后随访

术后3个月复诊,了解阴囊区的不适症状是否得到改善。复查精液,了解精液的改善情况。行阴囊区体格检查及超声检查,以了解有无VC复发、鞘膜积液等并发症,睾丸体积较术前缩小2 ml提示睾丸萎缩。

(罗道升 马建军 孙祥宙)

> **点评**
>
> 经脐双孔腹腔镜技术（U-LEDS）是对经脐单孔腹腔镜技术（U-LESS）的改良和创新，克服了LESS技术使用专门手术器械（Port）的限制，节省了较昂贵的费用；同时，经脐微双孔腹腔镜技术（U-LEMDS）又是对U-LEDS的改良，采用2个5 mm的小Trocar，进一步减少了损伤，同时又最大限度地满足了美容需求，是一项有益的创新。然而，U-LEMDS技术只有双通道，实际上也只有1个操作通道，势必对组织、血管的分离带来困难，尤其是分离血管时很难游离，有时很难有效分离睾丸动脉和淋巴管，多数情况下是精索脉管集束结扎，所以术后出现阴囊水肿、睾丸鞘膜积液、睾丸疼痛等并发症的概率较高。虽然有文献报道精索内动脉（睾丸动脉）不需要特殊保护，集束结扎也不会影响睾丸的血供，更不会出现睾丸萎缩，但是过分强调保留精索内动脉往往因辨认困难而不确定，可能会使静脉结扎不完全而提高复发率。但是，对于有生育问题的患者，保留睾丸动脉从理论上来讲对睾丸生精功能的保护有所帮助，因此，本术式在病例选择上应尽量避免有生育要求的患者及青少年患者。
>
> （罗道升　邓春华）

第四节　介入栓塞手术

一、概述

精索静脉曲张（VC）的介入诊疗分为精索静脉造影和经皮栓塞或硬化治疗2个步骤。VC造影及栓塞治疗是微创操作，只需要局部麻醉。精索静脉造影不仅可以清晰地显示精索静脉，还可以显示所有相关的静脉侧支循环和交通支，同时可以根据造影所见对患者进行相应的治疗，而且不会对邻近动脉带来任何损伤，可避免与动脉损伤相关的睾丸疼痛、睾丸萎缩等并发症的发生。1978年，Lima医师首次尝试经皮VC硬化治疗。近年来，经皮VC硬化栓塞治疗技术得到飞速发展，所使用的栓塞材料也逐渐演变为硬化剂、可脱落球囊、钢圈等。

二、精索静脉造影及栓塞治疗

（一）适应证和禁忌证

除了碘过敏，心、肺、肝、肾功能障碍而无法耐受手术，以及严重出血倾向等禁忌证，大部分患者可耐受精索静脉造影和栓塞治疗。对碘对比剂过敏的患者，可采用CO_2对比剂进行CO_2数字减影血管造影（digital subtraction angiography，DSA）（CO_2-DSA）来观察血管情况。继发性VC患者不宜行栓塞治疗。

（二）精索静脉造影

患者术前行会阴部备皮，通常采用局部麻醉。必要时可酌情给予地西泮或芬太尼等镇静药物，也可舌下含服硝苯地平10 mg，以减少发生精索静脉痉挛的可能性。

常用手术穿刺入路为右股静脉。部分医师可能会选择颈内静脉或贵要静脉等上肢静脉入路，这种方法对右侧精索静脉造影更有帮助。

患者可取轻度头高足低位（反Trendelenburg位），头抬高约30°。在造影时嘱患者做适当的Valsalva动作，以便更清晰地显示精索静脉。术中要注意保护患者的性腺，不要做没有必要的透视或造影，以减少患者性腺受到的X线辐射量。

以Seldinger技术穿刺进入股静脉后，以4.0～5.0 Fr的高亲水性导管（可选用Simmons 2型、Cobra、Headhunter导管及多用途导管等）置于下腔静脉，在第1、2腰椎水平找到左肾静脉，导管头端要超过精索静脉开口后再行造影。对比剂的总量为20 ml，注射速率为每秒7～8 ml，以每秒3帧的频率行选择性造影。发现精索静脉被显示、对比剂逆流后，可将导管头端置入精索静脉内，并深入行超选择性造影。导管头须深入并直达精索静脉和蔓状静脉丛汇合处后再行造影。右精索静脉常在第2、3腰椎水平成锐角并直接开口于下腔静脉。导管头挂住右侧精索静脉开口后，再深入造影。右侧精索静脉造影可使用Simmons 1型导管。经颈内静脉途径行右侧精索静脉插管的成功率较经股静脉途径高。

造影表现为肾静脉造影时，精索静脉出现对比剂逆流，精索静脉增粗、迂曲及静脉瓣膜功能不全或缺如，严重者可出现睾丸静脉显影，对比剂瘀滞、排空变慢。用微导管（直径为3.0 Fr或2.7 Fr）深入精索静脉行造影，对后续的栓塞操作有帮助。选择性VC可显示诸如肾包膜静脉及腹膜后静脉等交通支，这些交通支也可导致静脉曲张，需要处理。

（三）精索静脉栓塞治疗

精索静脉栓塞治疗是根据精索静脉造影结果，在了解静脉的走行、属支及侧支循环的情况后，所进行的消除精索静脉反流这一导致静脉曲张的直接因素的手术。实施栓塞前务必对静脉造影的图像进行详细的解读，以确定栓塞部位。大多数医师选择在精索静脉头段，即距离肾静脉下缘4 cm以上，平第3、4腰椎水平进行栓塞。也有研究表明，于精索静脉尾端即腹股沟环处进行栓塞的效果更佳。如静脉造影发现侧支循环，务必在侧支循环以下水平进行栓塞，同时须注意双侧精索静脉交通支，常规行双侧精索静脉栓塞，以减少复发的可能（图7-4-1）。

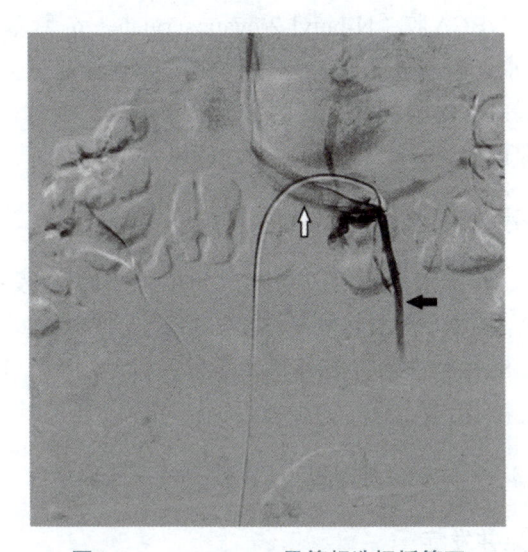

图7-4-1　5 Fr Cobra导管超选择插管至左侧精索静脉行造影

注：黑色箭头为左侧精索静脉，白色箭头为左肾静脉。

栓塞材料有固体和液体之分。最常用的是钢圈（coins）和硬化剂，也可使用脱离球囊和明胶海绵。栓塞材料的选择要根据静脉造影的图像而定，同时与术者对栓塞材料性能的掌握程度也有很大的关系。

固体栓塞剂包括钢圈和明胶海绵。钢圈可以起到物理栓塞的作用，并且钢圈上的纤维可以促使局部血栓形成。选取钢圈直径时必须遵循其直径≥靶血管直径1.2倍的原则，否则易发生栓塞不完全，同时易移位。一般需要进行不同水平的多次栓塞才能取得稳定的疗效，并避免复发。国外有报道使用可脱离球囊进行VC栓塞术，一般使用1～2 mm的球囊。目前国内尚无相应的产品可供临床应用。

液体栓塞剂有十四烷基硫酸钠（Na-tetradecyl-sulphate）、鱼肝油酸钠、NBCA胶（N-butyl-2-cyanoacrylate，α-氰基丙烯酸正丁酯）、无水乙醇等。液体栓塞剂的作用机制是通过强烈的炎症反应，引起血管内膜坏死，从而造成血管床广泛栓塞，尤其适用于侧支血管直径比较小、分布较广泛的患者。

（四）疗效

经皮VC栓塞术的技术成功率为90%～97%，复发率为2%～4%，是难治性或外科术后复发性VC的最佳治疗方式。2012年有研究表明，80%的难治性或外科术后复发性VC患者可通过经皮VC栓塞术得到治愈，16%的患者可得到部分缓解。

（五）并发症及处理措施

1. 常见并发症

（1）腹股沟穿刺点血肿：通常由拔除血管鞘后压迫止血时间不够长，或者患者肢体制动不足导致。一般情况下无须特殊处理，可予以热敷等，大部分患者的血肿在1周内可自行消散，如血肿严重，须行外科切开血肿清除术。

（2）对比剂过敏：极少发生。发生后病情严重的患者须紧急处理，早期大量使用肾上腺素可明显改善预后。

（3）睾丸疼痛：约17%的患者在栓塞后可出现睾丸疼痛，严重者可持续10余天。应予以镇痛等对症处理措施。

（4）阴囊水肿：部分患者可因淋巴系统受影响而导致阴囊水肿，其发生率接近5%，具体原因尚不清楚，以对症处理为主。

（5）静脉夹层：精索静脉和下腔静脉有时会因手术操作原因而出现夹层，但一般情况下患者不会出现严重的症状和体征，无须特殊处理。

2. 罕见并发症 如栓塞钢圈移位，可引起肺梗死和右心房异物。也有注射硬化剂后引起周围肠管坏死的报道。

三、总结

VC是男性不育的常见原因之一，大多数VC发生于左侧。精索静脉逆行造影是诊断VC的直观方法，特点是静脉血管扩张、迂曲，以及静脉瓣功能缺失、侧支循环增多、静脉反流等。根据精索静脉造影的表现可行经皮VC栓塞术，常用栓塞剂为钢圈等固体栓塞剂和NBCA等液体栓塞剂，选取合适的栓塞材料可治愈VC，减少睾丸萎缩等并发症的发生。经皮精索静脉栓塞术具有微创、高效等特点，成功率高，复发率低，对于外科难治性或术后复发性VC患者的治疗有很高的临床价值。

（王 于 张亚东 邓春华）

第五节 显微手术

一、显微精索静脉曲张手术的规范化培训

显微精索静脉曲张手术虽然是男性生殖显微手术中技术难度较小的，但仍然需要经过标准的显微外科培训才能更完美地进行整个手术过程。对于难度更大的输精管吻合和输精管附睾吻合而言，没有经过培训的医师很难高水平地完成，甚至无法成功地完成手术。下文简要介绍显微手术培训的相关内容。

（一）显微手术培训的作用

男性不育作为男科学的重要组成部分，近年来有了很大的发

展，尤其在无精子症患者的手术治疗方面。随着手术显微镜的引入，各类型无精子症患者都有了相应的手术治疗方法。作为男性不育治疗的有效手段，显微手术应该逐渐成为每个专科医院所必备的，或者说是男科医师应该掌握的技能。

我国外科医师的培养通常以临床实践为主，而在显微外科这一新的领域，基本技术的练习能够让医师快速掌握显微镜下的操作要点，同时培养良好的手术习惯，保障手术的成功率。显微手术不同于传统手术，行传统开放手术时，解剖学的重要性是第一位的，学习解剖、参观手术，再加上外科基本功就能很好地完成手术，而显微手术作为一门新的技术，在外科培养计划中并没有设置相应的内容，以往的外科基本功不能让操作者很好地完成显微手术，因此，显微手术培训作为外科培养计划的补充部分，应该是每一位显微手术医师的必学课程。显微镜下的操作练习能够保证每一个手术步骤的准确性和一致性，在保障手术质量的前提下使手术速度有明显的提高。

以显微精索静脉曲张手术为例，如何调整在不同操作步骤时显微镜的放大倍数、何时应增加倍数、何时应缩小倍数、如何在镜下打结等内容，都需要通过培训才能更好地理解和完成。

（二）显微手术培训的内容

显微手术的培训课程不应该是单纯的操作练习，而是要以培养显微外科医师为目的，因此，所完成的教学内容非常重要。通常推荐的培训内容包括理论培训、基础操作培训、动物实验操作、显微手术的观摩与参与等。当然，如果条件允许，加入医师素养的培训会有重要意义，因为医师素养的提升能最大限度地提高显微手术对患者的益处。培训课程的时间目前推荐为1～2周。以2周的培训为例：第1周为基础操作培训，第2周为动物实验操作，理论培训及医师素养的提升穿插其中。

1. 理论培训 对于理论知识的学习可能是短期学习班经常忽略的事情。对知识的掌握不是一朝一夕就能完成的，理论培训非常重要，只有了解基本理论才能在理解的基础上将其应用于实际操作中，否则很难提高显微手术技能。哪怕有了良好的显微技术，也要找到靶点才能发挥作用，因此，理论培训是显微培训的重要环节，其内容包括但不限于以下4个方面。

（1）无精子症的发病机制、诊断与治疗。需要准确地诊断出患者是梗阻性无精子症，还是非梗阻性无精子症；需要准确地诊断出患者梗阻的位置是输精管、附睾，还是射精管。只有明确诊断，才能更好地选择是行输精管附睾吻合手术，还是行精囊镜探查疏通手术，抑或行显微取精手术，同时，还能更好地帮助患者选择药物治疗或者手术治疗。最好的外科医师是理论与手术技能的完美结合，如果仅会手术操作，而无法制定出针对患者的最佳治疗策略，哪怕有再好的手术技术，也只是低层次的忙碌而已，甚至可能对患者造成伤害。

（2）男性不育症的发病机制、诊断与治疗。

（3）显微器械和手术显微镜的原理、保养及使用。

（4）显微手术基础操作课程。

2. 基础操作培训 基础操作是整个显微培训的核心部分。通过基础操作培训，可以让学员快速、准确地完成各种显微镜下的操作，包括持针、缝合、打结等。在动作正确的前提下，高强度的重复练习，可以让动作形成身体记忆，为未来的手术操作打下坚实的基础。

（1）操作前准备：显微手术需要术者长时间保持同一种姿势，因此，舒适的坐姿可以让术者在长时间手术过程中保持稳定的操作，同时保护自己的身体，避免不良姿势造成腰肌劳损及颈椎和腰椎的损害。需要做到熟练地操作显微镜，快速调节好瞳距、工作距离及焦距，快速将手术视野清晰地展现在显微镜下，

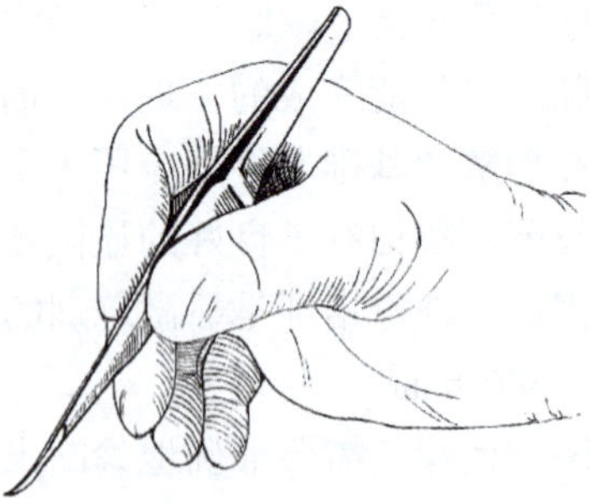

图 7-5-1　显微器械的"执笔式"拿法

保持手术操作点在显微视野的中心，调整不同步骤时显微镜合适的放大倍数。

（2）拿器械的正确姿势：对于各类显微器械推荐采用"执笔式"，手要保持放松状态，手腕伸直（图7-5-1）。在操作过程中要控制好，不要震颤。操作过程中手部要有良好的支撑，在前臂和手肘下放置手术巾，可以减少肌肉的不自主震颤。如果仍然有明显的震颤，可以使双手的器械相互搭靠，如此可以显著减少震颤，帮助完成关键步骤。

在夹持缝针时，拇指与示指轻轻地向中间用力，将缝针夹在显微针持的头部。夹针时夹在缝针的中部或者稍靠前的部位，保持缝针与针持成90°，使用缝针的方法包括正针法、反针法。正针法与反针法的结合能让主刀医师顺利地缝合360°的管腔。

（3）缝合与打结：缝合与打结是显微吻合手术中的核心操作步骤，也是基础操作练习中最关键的内容，需要进行大量的练习。缝合时要确保缝合的方向垂直于切口，缝针的进针方向与组织表面成90°。边距的选择通常是组织厚度的2倍，针距的选择通常是1 mm。在进针的过程中动作要轻柔，按照缝针的弧度走向控制进针的方向。

打结前要注意缝线的预留长度，可以根据术者的习惯，预留线尾1~2 cm，另一端缝线预留的长度是线尾的3倍左右。左手用显微镊子夹住缝线，向左上方45°牵拉缝线，形成一个天然的圈，右手针持直接从这个圈插入，然后右手不动，左手将缝线在针持上再缠绕一圈，这样总共缠绕2圈。

右手的显微针持搭靠在左手的显微镊子上，双手同时移动，既能保持手的稳定性，也能防止缝线从显微针持上滑落。右手的显微针持移动到线尾的位置，夹住线尾后左右手交叉拉紧缝线，双手牵拉的力度、距离相同，打结的位置要在切口的正上方，并且与缝线的两端在一条直线上，让这条直线与切口垂直。

第1个线结打好后，左手缝线在向线尾方向拉动过程中自然形成一个圈，右手的显微针持穿过这个圈，夹住线尾，左右手交叉拉紧。在打第2个线结过程中，非常重要的事项是注意保持无张力，不能拉动头一个线结，直到第2个线结靠到第1个线结的上方。同法再打一个线结就可以完成漂亮的外科结。剪线时不要拉动线结，残留的线尾长度为1~2 mm。

缝合与打结的训练需要大量重复的练习，最后缝合的效果应该是一条很漂亮的平整的直线，针距均匀一致，每个线结所留的长短一致。

3. 动物实验操作培训 动物实验操作是培训的重要环节，可以检验学员对基本技术的掌握情况，还可以模拟实际手术过程，并且在术后能及时了解手术是否成功，是从基本操作练习过渡到真实手术的桥梁阶段，对于练就正确的缝合技术、建立强大的自信心有很大的帮助。

通常情况下，动物实验包括显微镜下输精管输精管吻合术和显微镜下输精管附睾吻合术，这2个手术是显微手术中的代表术式，并且是难度最高的，同时手术过程对于显微镜下冲水、止血、游离、缝合、打结等各项技术均有所涉及，是比较全面的练习。动物实验时要引导学员尊重动物，毕竟它们为医学的进步献出了生命。

另外，合格、规范的动物房和手术室是必备的条件，从动物的来源、检疫，到麻醉处理和术后处理，都应该严格按照规范的要求进行操作，以保证动物实验的顺利进行和安全完成。

（1）显微镜下输精管输精管吻合术：大鼠麻醉成功后，腹部备皮，沿其腹正中剪开各层，进入腹腔，将睾丸与附睾通过切口处挤出。处理睾丸静脉，松解睾丸周围的结缔组织。大鼠输精管的粗细变化较明显，在较粗的部位处理输精管两侧的动脉，剪断输精管，在输精管断端均匀标记6个点，使用输精管固定架夹住输精管断端，使吻合无张力。按上、下、中的顺序先在2个断端中留置吻合线，再按中、下、上的顺序分别打结。翻转输精管固定架，同法处理另外3个吻合点。最后在外周吻合一圈，要做到防水吻合。手术完成后可以剪断输精管，挤压远端，观察是否有精液流出，以判断吻合的质量，同时可以剖开吻合处，观察输精管腔内的吻合质量。这是动物实验与临床手术相比最大的优势，可以马上验证手术效果，有助于总结经验。

（2）显微镜下输精管附睾吻合术：在完成输精管输精管手术后，可以继续做输精管附睾吻合手术。要选择附睾尾部明显增粗的附睾管，钝性游离出附睾管。处理好输精管断端，均匀标记4个点，靠近附睾，缝一针减张线。在使用单针的情况下，先由输精管肌层进针，输精管腔出针；留置2针后将2针平行缝入附睾管；切开附睾管，见附睾液流出，可将2针拔出，由输精管腔进针、肌层出针都是在标记点上；收紧缝线并打结；外周防水缝合。术后同样可以立刻检查管道是否通畅。

（三）显微手术培训的效果评价

在整个培训过程中要不断对学员进行评价，才能看到学员的进步，同时有利于纠正学员的错误。评价内容主要包括对理论培训的掌握程度、基础训练中各个环节的完成度及动物实验手术过程与结果的评估。

通过从理论知识到基础操作和动物实验的培训，学员可以基本掌握显微手术的内容和要求，之后可以通过临床实践和积累，逐渐提高手术技术。当然，在实践阶段建议由简到繁，从简单的手术开始做起，如显微精索静脉曲张手术、显微取精手术等，再逐步过渡到输精管输精管吻合和输精管附睾吻合手术。开始时最好由具有较多手术经验的医师带领手术，逐渐增加独立操作的时间，再过渡到独立完成手术。各个显微手术的学习曲线不尽相同，对于VC手术，10~20例后即可独立操作，而最复杂的输精管附睾吻合术则需要至少50例才能独立操作。

外科手术技术的提高需要医师的悟性和练习，只有在反复练习和总结的基础上才能不断提高技能，熟能生巧就是这个道理。但医师的天赋存在差别，对于输精管附睾吻合这种难度极高的手术，并非所有的男科医师都可以完成，建议条件较好的单位和天赋较高的医师开展这种手术。

（洪　锴　赵连明　彭　靖　涂响安　李　铮　李石华）

点 评

在美国康奈尔大学医学院泌尿外科男性生殖医学和显微手术中心李石华（Philip S.Li）教授的推动和帮助下，国内20多位青年医师赴该中心接受李石华、Marc Goldstein和Peter Schlegel主持的康奈尔大学男性显微外科手术技术培训。学成回国后，这些青年医师在各自的单位积极开展并推广男性显微外科手术。近20年，男性不育显微外科领域经历了引入、兴起和繁荣3个阶段，目前北京、上海、广州、武汉等城市的大学附属医院已相继成立了显微男科手术培训中心，并定期举办显微男科手术规范化培训班（每期为1~2周），已取得初步的效果，现正逐步向基层拓展。未来，我们还需要做以下3个方面的工作：①重视显微外科医师的正规培训；②建立标准化的男性不育显微手术前和手术后的评估和随访流程；③开展正规的国内多中心男性不育显微手术的临床科学研究。

（李石华　涂响安）

二、局麻腹股沟下显微精索静脉结扎术

（一）概述

VC是导致男性不育最常见的疾病，可损害睾丸生精细胞及睾丸间质细胞的功能，其在普通男性中的发病率约为15%，不育男性中为20%~40%。据文献统计，VC的发生率在原发性不育者中占35%，在继发性不育者中占80%。目前通过手术进行精索静脉修复是最常见的治疗方式。传统手术方式包括开放手术和腹腔镜手术，近年来，随着显微外科技术的不断发展，显微精索静脉结扎术（microsurgical varicocelectomy，MV）已成为治疗VC的主流术式，术中通过手术显微镜辅助放大精索内容物，可清晰地辨识细小的精索静脉、动脉及淋巴管，以方便结扎精索静脉，保留动脉及淋巴管，有效提高疗效，减少术后并发症的发生。与其他手术方式相比，显微手术具有更高的精液质量改善率和更低的复发率。MV手术部位一般选择在外环口下，因为此处的精索位置表浅，便于显露及操作，因此，大多数患者可以在局麻条件下完成手术，而且患者的痛苦小，术后恢复快，切口愈合美观，并发症少，住院周期短，患者可以获得更大的收益，同时可以减少医疗资源的使用。

（二）手术适应证

手术适应证包括VC合并不育症、中重度VC伴明显症状、青少年患者伴睾丸体积缩小等，且既往无腹股沟区外伤手术史的非肥胖患者［体重指数（body mass index，BMI）<30 kg/m^2］。

（三）术前准备

所有患者均经体格检查、Valsalva试验及多普勒超声证实

为VC并见反流征，且排除继发性VC，既往无腹股沟区域手术史。术前与患者进行充分沟通，内容包括手术和麻醉方式、术中情况、术后并发症及疗效等。手术前查血常规、尿常规、凝血功能、血生化、心电图、胸部X线片，无须禁食、灌肠和留置尿管，术前备皮、排空膀胱，可给予适量镇静剂。

（四）体位和麻醉

1. 体位 患者取仰卧位，双腿稍外展，用0.5%的活力碘消毒手术区域，在会阴部垫一块无菌巾将睾丸托起，然后常规铺巾。

2. 麻醉药物 取盐酸利多卡因注射液（200 mg）10 ml、盐酸罗哌卡因注射液（100 mg）10 ml，与20 ml生理盐水混匀后备用（共40 ml），简称"利罗合剂"。一般情况下，单侧手术的麻醉药用量约为15 ml，双侧约为30 ml。注意麻醉药物中避免加入肾上腺素、麻黄碱等收缩血管的药物。

3. 局麻操作 术前用记号笔标记皮肤切口部位、外环口及下方精索走行区，其中外环口可通过触诊来确认。

（1）浸润精索上方：在体表外环口处以15°向斜下方进针，遇到阻力后停止，回抽无血液，避免误入精索血管，注入3 ml利罗合剂。

（2）浸润精索内外侧：稍退针至皮下，分别再次向内下方和外下方成15°进针，进针应达一定的深度，给予足够的麻醉药物剂量（每侧约3 ml），便于麻醉药物蔓延并浸润至精索后方，形成精索周围扇形/环形浸润（图7-5-2）。

（3）浸润皮下及切口：进针深度及范围可依据患者局部区域脂肪分布稍作调整。麻醉药物起效即可开始手术，利罗合剂可维持6～8 h。如麻醉满意，一般无须在术中追加麻醉药物用量。术后当天可口服镇痛药物或无须镇痛。

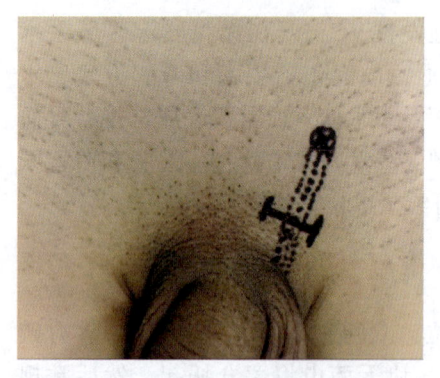

图7-5-2 腹股沟外环口以下水平进针,对精索周围进行扇形/环形浸润

(五)手术步骤

局部浸润麻醉成功后,采用腹股沟下路径外环下切口(3 cm左右),切口沿皮纹走行方向垂直于外环下精索。依次切开皮肤、皮下、Camper筋膜和Scarpa筋膜,进入外环下方精索,用精索钳或阑尾钳将精索提出切口,并在下方放置14 F一次性引流管作为支撑平台。在游离精索过程中,靠近外环内侧耻骨结节上方,精索与腹股沟镰之间有一平均长度为1.9 cm的无血管间隙,从这一间隙开始游离精索,可便于找到正确的手术层面。分离过程基本无出血,以减轻对提睾肌和神经的损伤。

在显微镜视野下,配合显微剪和双极电凝,锐性、钝性结合分离精索外筋膜、提睾肌,在提睾肌和精索内筋膜之间游离,血管吊带牵引使精索内筋膜内组织与输精管及其血管丛分开。纵行切开精索内筋膜,滴注1%的利多卡因或罂粟碱,亦可在术中借助微型多普勒超声探头辨识精索内动脉、提睾肌动脉及输精管动脉。仔细游离所有精索内静脉并结扎离断。记录结扎的精索内静脉及保留的精索内动脉及淋巴管的数量。使用5-0可吸收线间断缝合并关闭提睾肌及筋膜,使用4-0可吸收线间断缝合皮下筋膜层,使用5-0可吸收线皮内缝合皮肤,最后使用伤口贴覆盖切口。

术后托起阴囊,当晚卧床休息,次日早晨观察局部切口及阴囊有无水肿、疼痛等情况,如无特殊,2～3天即可出院。术后

1~2周开始门诊随访，检查有无手术相关并发症，包括阴囊水肿、睾丸鞘膜积液、有无复发及睾丸萎缩等，不育患者可于术后3个月开始常规复查精液并了解配偶的受孕情况，至少随访1年或随访至成功受孕。

（六）并发症及注意事项

注意局麻不当可能会引起精索和/或周围血肿。该手术的主要并发症与其他手术方式相似，主要有阴囊水肿、睾丸鞘膜腔积液、睾丸动脉损伤、睾丸萎缩、VC持续存在或复发等。

安全有效的VC修复手术须符合以下3点：①保持输精管及其脉管系统的完整性；②游离并结扎所有的精索内静脉，中重度VC还可结扎精索外静脉分支及引带静脉；③保持淋巴管和动脉的完整性。

（潘　峰）

点　评

目前治疗VC的外科手术方法有很多，无论选择哪种术式，最终目的都是使扩张反流的蔓状静脉丛闭塞，改善睾丸血流动力学。麻醉方式也可以选择全身麻醉、硬膜外麻醉、局部麻醉等，外环口下精索位置浅表，便于局部麻醉及显露精索，几乎所有病例均可在局部麻醉下顺利完成手术。术中提拉精索时动作应缓慢、轻柔，避免在牵拉过程中让患者产生不适。术中游离输精管、精索内动脉及脂肪周围时，可能会触及精索内神经，患者会有感觉并告知术者。局部麻醉术前无须禁食、灌肠及导尿，麻醉方法相对简单、安全，并发症少，对全身的影响小，可避免禁食及麻醉诱导药物对周围小血管搏动的影响，术后用药少，住院周期短，可将其作为一种日间手术方式。为保证手术的安全性，术前仍需进行常规检查，以评估患者的一般状况。术中使用心电监护，配备常规抢救设施。对于个别麻醉不理想的患者，术中可追加麻醉。术前可给予适量的镇静剂，手术室舒缓的背景音乐有助于缓解患者紧张、焦虑的情绪。临床实践中可优先选择非肥胖（BMI<30 kg/m^2）、既往无腹股沟阴囊部位手术史的患者，推荐熟练掌握手术及麻醉操作步骤的医师使用。

（潘　峰）

三、腹股沟下显微精索静脉结扎术

（一）显微镜下精索静脉结扎术的优势

在显微镜下行精索静脉结扎可以更彻底地结扎静脉，保留动脉和淋巴管，术后效果会更好，并发症也更少。多项比较研究或荟萃分析均证实，显微镜下精索静脉结扎术的效果优于其他术式。Al-Kandari等通过随机对照研究比较了3种术式（显微镜下精索静脉结扎术、腹腔镜手术和开放手术）在改善精液参数和提高妊娠率方面的效果，结果发现，显微镜下精索静脉结扎术在改善精液参数和提高妊娠率方面均优于腹腔镜和开放手术，而显微镜下精索静脉结扎术的并发症远低于腹腔镜和开放手术。Cayan等对36项研究进行荟萃分析后证实，与腹腔镜和开放手术相比，显微手术可让患者达到更高的自然妊娠率（41.97%）、最低的复发率（1.05%）和鞘膜积液发生率（0.44%）。Ding等对4项随机对照研究（包含1015例患者）进行荟萃分析，结果发现，3种手术患者的妊娠率分别为40.0%、29.3%和31.8%，其中显微手术组的自然妊娠率最高。Goldstein等报道了单中心研究（1500例VC患者接受显微镜下精索静脉结扎）的随访结果，发现1年后的妊娠率达43%，2年后的妊娠率达69%。

（二）手术步骤

1. 麻醉可依据科室条件、患者情况选用腰麻、硬膜外麻醉、全身麻醉或局部麻醉。麻醉效果应以患者手术区域松弛、牵拉精索或睾丸不会让患者产生不适感为宜。

2. 体位采取平卧位，在阴囊下方放置治疗巾并托起阴囊。

3. 切口。用示指从阴囊皮肤处插入至外环口（图7-5-3），在外环口下方约1横指处做垂直于精索的斜切口，长度为2.5～3.0 cm（图7-5-4）。如果不提出睾丸，可适当缩小切口；若提出睾丸，需适当延长切口。

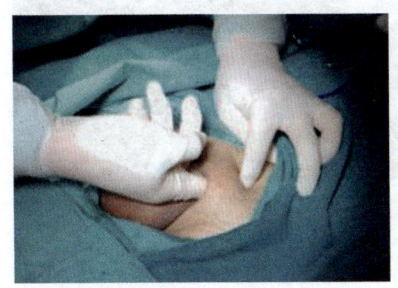

图7-5-3 外环口定位
注：用示指由阴囊内插入，沿精索方向，在阴囊上方可触及一环形开口，即为外环口。

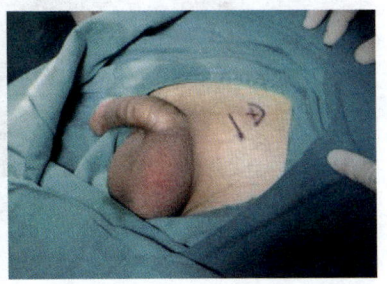

图7-5-4 切口位置
注：确定外环口后，在外环口下方1横指或2 cm处做沿皮纹斜切口，或者做沿精索走行的纵向切口。

4. 逐层切开皮肤，用小拉钩钝性拉开Camper筋膜和Scarper筋膜，显露精索，用阑尾钳或Allis钳提起精索，分离精索后方疏松组织。

5. 沿精索方向挤出睾丸，检查睾丸引带，细小静脉可直接电凝，粗大的静脉可以结扎，结扎睾丸表面粗大的精索外静脉分支，还纳睾丸。

6. 在精索下方垫以乳胶条（也可以根据患者的条件选择）（图7-5-5），选择无血管的部位纵向切开精索外筋膜和提睾肌层，将精索内血管与输精管及其伴行血管分开（图7-5-6），在精索内血管和输精管之间垫乳胶片，以保护输精管和输精管伴行血管（图7-5-7）。

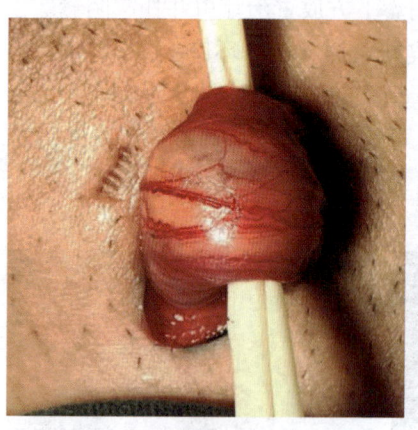

图 7-5-5 提出精索，分离精索后方组织，在精索下方垫以乳胶条

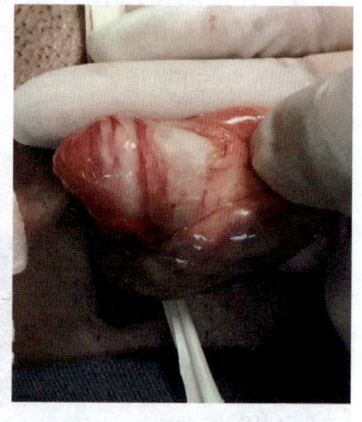

图 7-5-6 分离输精管和血管
注：切开精索被膜后提出精索血管，在精索血管后方与输精管之间寻找一个无血管区，将精索血管与输精管及输精管血管分开，在二者之间垫以乳胶条，以保护输精管及输精管伴行血管。

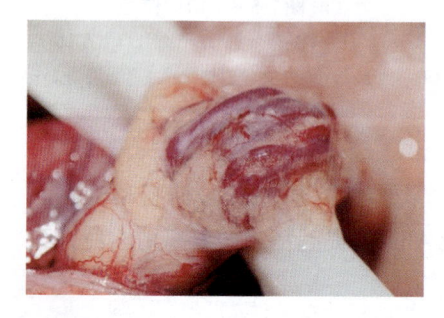

图 7-5-7 显露精索血管
注：剪开精索内筋膜，显露精索内血管，可见血管周围有疏松的脂肪组织。

7. 将手术显微镜推入手术野，调至10~16倍率。在显微镜下剪开紧贴精索血管的精索内筋膜，注意血管表面的淋巴管。

8. 分离血管前先观察精索内动脉的搏动位置。动脉一般被静脉包绕，可以一边分离静脉，一边寻找动脉。静脉的分离应该由浅入深、先粗后细，可先处理容易的静脉，再处理复杂的静脉。

9. 动脉游离后可对其做标记以保护动脉，避免动脉损伤。腹股沟下途径一般有2支或多支动脉，要注意保护这些动脉（图7-5-8）。

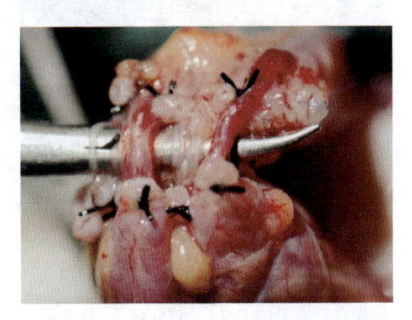

图7-5-8 结扎静脉后保留的动脉和淋巴管

注：结扎所有精索内静脉后保留动脉和淋巴管，动脉壁颜色鲜红，在显微镜下可见搏动的血流，而淋巴管透明，没有血流。

（三）术中要点

1. 静脉分离要点 轻轻提起静脉，推开静脉周围的疏松组织，可容纳显微针持尖部穿入夹线即可。总结为3个字——"提、推、穿"。将2根5-0慕丝线由持针器夹住从静脉后方拖出，分开丝线头，在静脉的远端和近端分别结扎，结扎线间留1 mm间距，用显微剪剪断静脉，剪断结扎线。在明确没有动脉的前提下可同时结扎2~3根静脉。

2. 鉴别动脉 有5种鉴别动脉的方法：①术中多普勒超声，这种方法最准确、最客观，对于肉眼不能区分的血管具有更好的价值（图7-5-9）；②术中滴注罂粟碱观察动脉搏动；③直接观察动脉搏动，适用于较粗的动脉；④观察管壁的颜色；⑤术中控制血压、心率。

3. 鉴别淋巴管 淋巴管为没有血流的透明管道，这是与小静脉

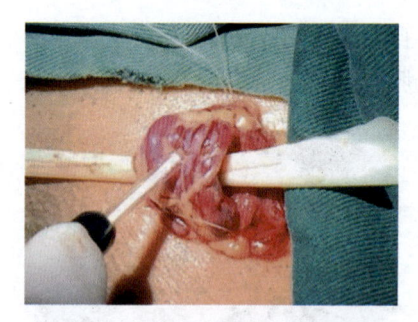

图7-5-9 术中多普勒超声探查动脉

注：术中可以使用多普勒超声探头，根据音频的不同来寻找精索内动脉的位置。

和筋膜的鉴别点。淋巴管可能位于静脉表面和精索内的脂肪组织内。

（四）术中并发症的处理及预防

1. 术中静脉出血

（1）处理：术中如遇出血，切忌盲目钳夹，先用生理盐水冲洗手术视野，寻找出血点。

1）如为小静脉出血，可分离出静脉后直接电凝或结扎。

2）如为深部静脉出血，需先结扎表面可分离的静脉，然后处理深部出血静脉。

3）如为动脉表面的小静脉损伤出血，尽量不使用电凝，以免热传导损伤动脉。可分离的静脉可直接结扎；对于难以分离的小静脉，可采用9-0或10-0 Prolene线缝扎止血。

（2）预防

1）避免用力提拉静脉管壁。

2）分离静脉时切忌盲目和暴力。

3）从静脉后方穿过器械时应看清血管间隙。

2. 术中动脉损伤

（1）处理

1）如为动脉壁的破损，可用10-0 Prolene线直接缝合破口。

2）如为主要动脉的切断，需拆除结扎线，用10-0 Prolene线进行动脉吻合。

（2）预防

1）分辨清楚是动脉还是静脉。

2）小心处理动脉表面的静脉。

3）遇到出血时避免盲目处理。

4）在未观察清楚的情况下避免集束结扎。

5）粗大静脉需游离干净后再结扎，因粗大静脉后方常伴有动脉。

（五）术后观察和护理

术后密切观察阴囊和伤口情况。术后阴囊皮肤水肿为正常现象，短期内可消失。如果围手术期出现阴囊肿大伴疼痛，可触及阴囊内包块，应怀疑阴囊内血肿的可能，须紧急行阴囊超声以明确，必要时行二次手术探查、止血，清除血块，留置引流。

（六）术后随访

手术1个月后开始监测精液质量的变化，可以辅助药物治疗以提高精液的质量。手术1个月后即可开始尝试妊娠，不一定等到精液参数恢复至正常参考范围内。能否真正妊娠有很多影响因素，因此需要一定的观察随访时间。如果术后6个月内精液质量没有明显变化，说明手术效果不明显，此时不能一味地观察和等待，可以考虑辅助生殖技术。如果精液质量恢复至参考值范围内或接近参考值下限，在女方条件允许的情况下可以观察等待，但不应超过2年。如果女方年龄偏大或有生育问题，应该缩短观察时间。

（彭　靖　涂响安）

四、经腹股沟显微精索静脉结扎术

（一）概述

VC的显微外科干预途径主要包括经腹股沟和经腹股沟下精索静脉结扎术，近年也有学者尝试经腹膜后途径行显微手术。经腹股沟下精索静脉结扎术因具备无须切开腹外斜肌腱膜、疼痛轻微及术后恢复快等优点而被认为优于其他途径。考虑到儿童和青少年患者存在睾丸动脉管径较小且难以辨认的可能、单睾症患者睾丸动脉保护的重要性及低位外环患者的操作难度等因素，曾有学者认为在这些情况下宜采用经腹股沟途径，但近年来类似的观点已很少，可能与显微男科技术的成熟和术中多普勒超声的应用有关。有关手术并发症和手术效果的研究并未显示经腹股沟和腹股沟下途径的显著优劣之分，但经腹股沟途径操作相对简单，耗时短，保护睾丸动脉的难度更小，更适合推广和应用。待积累一定经验后再采取经腹股沟下途径是审慎的选择。

（二）手术方法

参照Goldstein的方法并略做修改。

1. 术前准备手术显微镜，备用罂粟碱。
2. 腹股沟切口2～4 cm（根据睾丸体积而定，如果采用非睾丸移出的手术方式，切口可不超过2 cm），依次切开相应各层。如果拟结扎引带静脉，建议由外环开始向上切开腹外斜肌腱膜，如果不处理引带静脉，可以考虑在内、外环之间切开腹外斜肌腱膜。使用阑尾钳将精索提出切口，改橡胶片牵引，经切口轻拉精索并将睾丸挤出，辨认引带静脉，如引带静脉曲张，则予以双重结扎，同时辨认精索外静脉穿支，如出现相同情况，可予以结扎、切断（图7-5-10）。

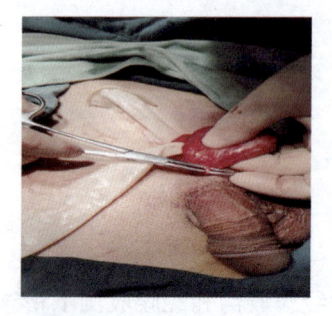

图7-5-10　精索外静脉穿支

3. 以橡胶片或类似物将输精管和脉管系统与精索其他结构分离牵开以利于操作，于10倍率下用显微剪剪开或者用针状电极切开精索外筋膜和精索内筋膜，辨认睾丸动脉并游离

（可根据情况调整放大倍率）、牵开保护之。一般情况下，睾丸动脉靠近一支管径较大的静脉或者被几支小静脉包绕，管径欠规则且走行较为扭曲，如不能确定，可滴注1%的罂粟碱进行观察或行阻断试验，有条件者也可以采用术中多普勒超声监测以防止意外损伤睾丸动脉。

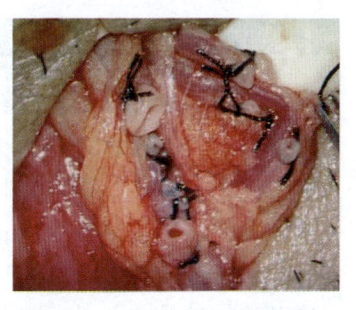

图7-5-11　精索内多支睾丸动脉

应注意精索内可有多支睾丸动脉，腹股沟下切口则更为明显，最多可达4支（图7-5-11）。有关结扎引带静脉和处理内静脉系统的顺序，不同学者有不同的观点。

4. 5-0丝线双重结扎并剪断所有的精索内静脉属支，其中围绕睾丸动脉的小静脉游离结扎通常较为困难，如担心动脉损伤而刻意保留，则可能导致VC复发，因此，要有足够的耐心和技巧进行处理，必要时采用缝扎技术。注意保护淋巴管，淋巴管管壁一般较静脉管壁薄，内容物透明，而小静脉管壁通常相对较厚，其内容物于镜下可呈现某种程度的红色，如此鉴别并不困难。一般保持输精管脉管系统的完整性，伴随的输精管静脉如曲张超过3 mm，可予以游离结扎并切断，但要保留1支以保证充分的静脉回流。操作基本完成后，可在同一平面检查2～3次以防漏扎静脉，但不要多平面处理，以防止不必要的重复结扎或误扎。手术完成后，精索仅保留睾丸动脉、提睾肌动脉、提睾肌、淋巴管、输精管及其动/静脉（图7-5-12）。

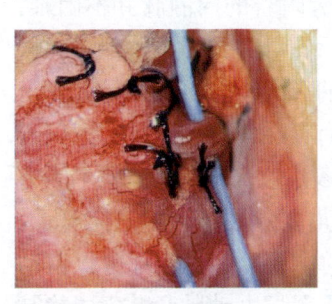

图7-5-12　手术完成后可见睾丸动脉和淋巴管保留

（田　龙　张　炎）

> **点评——腹股沟下与腹股沟途径的比较**
>
> 越接近睾丸精索内的静脉，其分支可能越多，手术难度也可能更大。Goldstein比较了腹股沟下和腹股沟途径下术中精索血管的差异，结果发现：外环下结扎的细静脉（直径<2 mm）数量更多，粗静脉（>5 mm）数量更少；75%的外环下结扎可保留多支动脉，而仅有31%的腹股沟结扎可保留多支动脉。腹股沟入路需要切开腹股沟管，术后患者有伤口区疼痛的可能。手术入路的选择主要依据手术医师的经验而定，另外，患者的胖瘦程度、既往是否有腹股沟部位手术史等因素也可能会影响医师对手术入路的选择。
>
> （彭　靖　涂响安）

五、缝扎术在显微精索静脉结扎术中的应用

（一）概述

绝大部分情况下，分离睾丸动脉旁附着的内静脉并不困难，通常在界限不清的点向远、近端分离后即可找到界限。但是在慢性炎症等少数情况下，找到二者之间的界限十分困难。尽管对于精索静脉结扎术中是否保留睾丸动脉尚存在争议，但是考虑到青年患者可能还是一个潜在的腹股沟疝修补术、输精管结扎术的患者，在临床实践中保留睾丸动脉具有重要意义。许多研究显示，腹股沟区并行静脉的漏扎是VC复发的主要原因，而部分保留动脉的精索静脉结扎术后复发率的提高揭示睾丸动脉旁精索内静脉处理在防止复发中的重要价值。2012年11月至2014年5月，笔者团队报道采用9-0显微单针缝合技术处理睾丸动脉周围分离困难

的精索内静脉4例，患者年龄为20～41岁，3例为阴囊不适，1例为不育，左侧VC有2例，双侧VC有2例，均采用经腹股沟下途径显微精索静脉结扎术，其中3例患者为睾丸动脉伴有1支紧密连接精索内静脉，1例为睾丸动脉伴有2支紧密连接精索内静脉，向远、近端游离均未发现分隔间隙。由于3例患者为单一睾丸动脉、1例患者为2支睾丸动脉中的主支动脉，遂决定予以保留动脉，以9-0尼龙线缝扎精索内静脉。4例患者术后均无阴囊及内容物水肿，1例超过12个月复查超声未见复发，但症状无改善，另外，2例患者的不适症状消失，1例不育患者术后复查未见复发，精液参数总体得到改善。目前，笔者团队在操作中已经由过去的被动缝扎转变为选择性的主动缝扎，尤其在动、静脉间间隙较小且难以通过显微器械时，9-0显微缝针通常可以顺利通过间隙而不损伤血管壁。

（二）手术方法

手术基本步骤同前述经腹股沟下途径。

当出现动、静脉分离困难时，一般可以尝试向远端和近端游离2 cm以发现两者间的间隙。如果仍然不能发现，可以尝试用9-0显微缝针穿过动、静脉之间可能的间隙，一般静脉入针的感觉是阻力比较小，如果阻力较大，一般提示缝及动脉壁，这种情况要尽量避免（图7-5-13）。缝扎后挤压睾丸以判断缝扎阻断效果（图7-5-14）。动脉旁静脉缝扎技术尽管不能保证完全结扎静脉，但可以最大限度地缩小静脉管径（图7-5-15）。

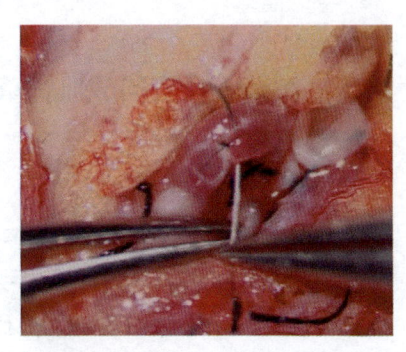

图7-5-13 动脉旁静脉缝扎

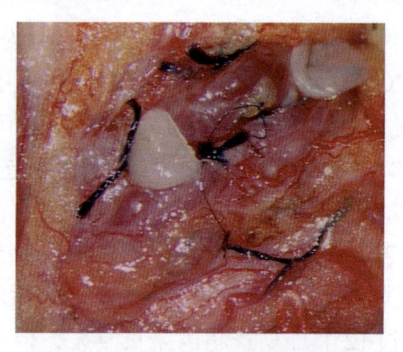

图 7-5-14 挤压睾丸可见静脉缝扎远端扩张，说明缝扎阻断效果确切

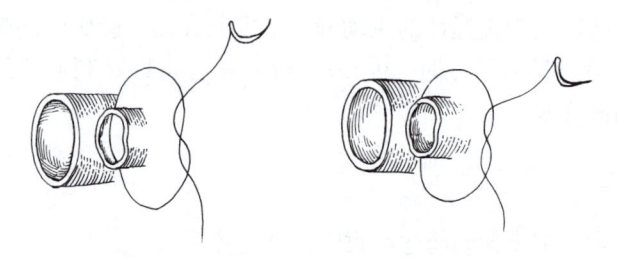

图 7-5-15 缩小静脉管径（左）和完全结扎静脉（右）

（张 炎）

六、显微镜下精索回流血管重建（转流）术

（一）概述

目前，精索静脉手术方式多是针对精索内静脉血液反流而进行"阻断"的静脉"结扎"手术，并没有手术能针对VC的核心发病机制——静脉回流功能障碍进行结构与功能重建，从而充分引流瘀滞于阴囊迂曲静脉内的血液，快速恢复睾丸、附睾的

生殖微环境，进而保护、恢复其生理功能。目前常用的精索静脉结扎手术，因术后侧支循环的建立需要相当长的时间，常导致术后短期内阴囊内精索静脉的回流障碍更明显，以至于术后阴囊坠胀感消除较慢或者不明显，特别在Ⅱ～Ⅲ级VC患者中更为常见。已有文献证实，VC患者术后睾丸疼痛的完全缓解率为50%～94%，精液质量的改善率仅为60%～76%，术后自然生育率只有31.8%～36.2%。虽然有众多其他影响因素的存在，但术后没有及时恢复静脉回流是可能的重要原因之一。此外，既往术式多采用阴囊或腹股沟较低位切口，容易损伤包绕蔓状血管丛的提睾肌及蔓状血管丛内的输精管、睾丸供血动脉、淋巴管、精索及生殖器官相关的神经等结构。在Ⅲ级VC时，由于蔓状血管丛内静脉血管分支多，在寻找、分离、结扎静脉时，"漏"扎静脉或误伤上述结构的概率也会增高，从而引起术后VC复发、鞘膜积液甚至睾丸萎缩等并发症。

显微镜下精索回流血管重建（转流）术的设计原理：在阻断精索内静脉血液"反流"的基础上，针对"回流血管功能障碍"这一VC的核心发病机制，引用"大禹治水"的原理，重建精索回流血管，快速恢复正常的精索静脉血液循环，同时避开在解剖异常复杂的蔓状血管丛区域进行有创性操作，如此能保护输精管、睾丸供血动脉、神经、淋巴管，以及促进精索静脉回流的提睾肌及其筋膜等结构，减少和规避严重并发症的发生，即遵循基于发病机制和康复机制（结构/功能的保护、修复与重建）的男科手术学理念。

笔者针对Ⅱ～Ⅲ级VC患者，在精细完成腹膜后高位结扎精索内静脉的同时，选取并细致游离一段足够长的连接睾丸端的精索内静脉（注意保护动脉、淋巴管和神经）作为重建血管以备用（1/1000肝素盐水冲洗血管腔）。同时，选取并细致游离位置和长度适当、管径与备用的重建血管段匹配、内压低于精索内静脉及静脉瓣功能良好的静脉血管段（如腹壁下静脉或腹壁浅静脉）作为转流的目标血管段（1/1000肝素盐水冲洗血管腔）。经过自然的解剖间隙（如腹直肌旁腹横筋膜下间隙、海氏三角），将前述游离好的"重建血管段"移位至血管转流的目标区域，在显微镜下选用合适的放大倍数，使用8-0或9-0显微缝线（或使用专门的显微微血管吻合器），与前面已游离的转流"目标血管段"（如腹壁下静脉或腹壁浅静脉、旋髂浅静脉）进行端端吻合，检查并验证吻合口通畅、无血液漏出，至此，精索回流的微血管重建完毕。

显微镜下精索回流血管重建（转流）术（图7-5-16）规避了在阴囊/腹股沟蔓状血管丛区域进行有创操作，避免了相关重要解剖结构的损伤，在保留精索静脉结扎术"阻断血液反流"的同时，通过"重建回流血管"快速恢复精索静脉回流、改善生殖微环境，在缓解阴囊坠胀、阴囊蚯蚓状静脉团块等临床症状及保护和修复生殖功能等方面起到让患者快速康复的作用。

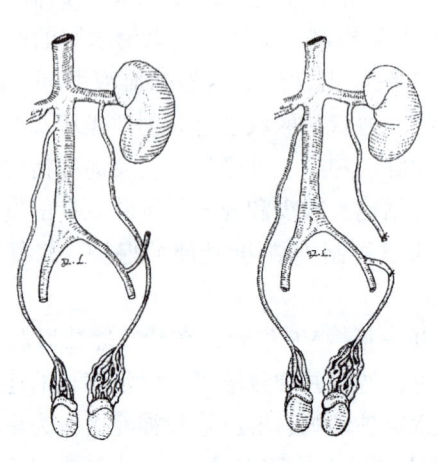

图7-5-16　显微镜下精索回流血管重建（转流）术示意图

(二）手术方法

1. 方法一

（1）麻醉成功后，常规消毒、铺巾，取下腹部、腹直肌外侧斜切口，长约3 cm，分层切开皮肤、皮下组织、腹外斜肌腱膜、撑开腹内斜肌、腹横肌及腹横筋膜，向前推开后腹膜进入腹膜后间隙。

（2）牵开切口，在腰大肌筋膜前方、侧腹膜后找到曲张、增粗的1条或数条精索内静脉，选取1条粗细适宜的精索内静脉，分离出血管鞘平面，用血管吊带提起，沿此平面向上细致游离出长度足够转位至腹壁下血管区的精索内静脉作为重建血管的备用血管段（分离过程要特别注意精索内静脉之间的微小交通支，需要精细分离、结扎、切断），远端用4-0细线双重结扎，在其之间切断静脉，其余微细分支静脉逐一结扎（图7-5-17）。

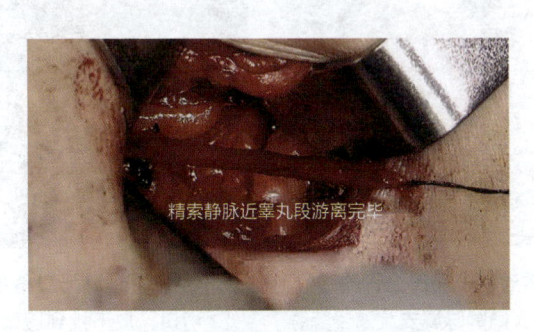

图7-5-17　重建血管的备用血管段
（腹膜后精索内静脉）

（3）于腹股沟区股环外上方这一腹壁薄弱区域选取长约2 cm切口，切开皮肤、皮下脂肪组织，仔细寻找、分离大隐静脉的属支——腹壁浅静脉和/或旋髂浅静脉，选取1支与上述备用的重建血管段管径匹配的静脉，用4-0丝线结扎远心端，将与大隐静脉相连的近心段静脉作为重建精索回流血管的转流目标血管段

(图 7-5-18)。

如在下腹部切口能探及腹壁浅静脉，也可将其作为转流的"目标血管段"，结扎其远心端，留取近心段备用。在临床工作中，笔者发现腹壁浅静脉的个体解剖差异较大，位置相对不固定，且粗细不一。

（4）将位于腹膜后之前分离好的精索内静脉（即备用的"重建血管段"），在无张力操作下经海氏三角自然解剖间隙穿过腹横筋膜，引至转流目标血管段的皮下组织间隙（精索血管转流目标区域），用"微血管夹"夹住备用的"重建血管段"（图7-5-19）。

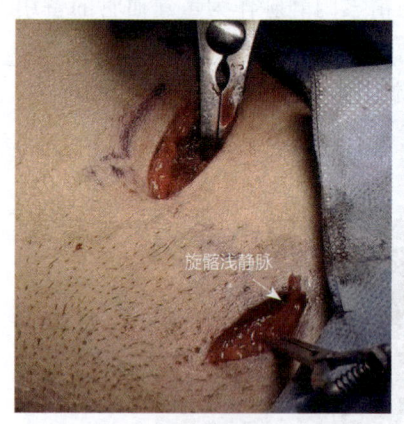

图 7-5-18 重建精索回流血管的转流目标血管段（大隐静脉属支旋髂浅静脉）

图 7-5-19 经海氏三角中心腹股沟切口，皮下找到腹壁浅静脉

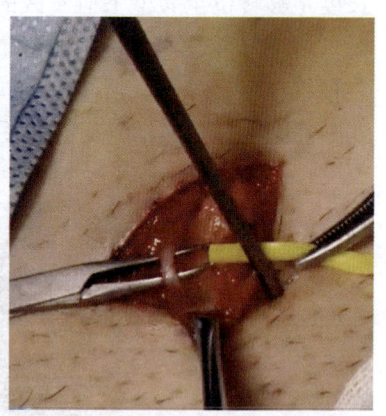

（5）调节好显微镜，使用1/1000肝素生理盐水分别冲洗"备用的重建血管段"和"转流目标血管段"血管腔，修整两侧血管残端后，使用8-0或9-0显微缝线端端吻合血管6～8针（图7-5-20），至此，重建精索静脉的回流通道完毕（此步骤也可使用专门的显微微血管吻合器完成）。

（6）放开血管夹，挤压阴囊，确保吻合口无漏血，以及重建的整条精索回流静脉段充盈良好、血流通畅、无血液反流，然后，依次逐层关闭切口。

2. 方法二

（1）麻醉成功后，患者取平卧位，常规消毒、铺巾。取腹直肌外侧、腹股沟上方、下腹部斜切口长约3 cm，依次切开皮肤、皮下、腹外斜肌腱膜，在距离腹直肌外侧缘1 cm左右进一步向深处分离腹内

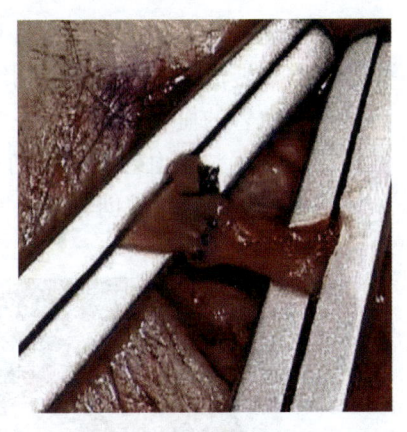

图7-5-20　显微镜下微血管端端吻合

斜肌、腹横肌及其深面的腹横筋膜，沿腰大肌筋膜表面向前、向上推开后腹膜及腹腔内容物，在回放后腹膜过程中寻找精索内静脉，于血管鞘平面分离，于其下方穿过一条血管吊索提起，牵拉左侧阴囊，证实为精索静脉且无误。

（2）调整显微镜，选取合适的放大倍数，参照方法一中的第2个步骤，游离出长度足够转位至腹壁下血管区的精索内静脉作为"重建血管的备用血管段"。

（3）沿原切口沿腹外斜肌腱膜平面，向内下方牵拉并显露腹直肌弓状下缘，分离腹横筋膜，于内环口精索的内上方细致分离，寻找腹壁下动脉及其两侧的腹壁下静脉，选择其中1条腹壁下静脉，在血管鞘平面分离，于其下方穿过一条血管吊索提吊，沿血管鞘平面游离适当长度的静脉段，使用"微血管夹"夹闭远心端后，沿血流之反方向挤压，可见血管节段性隆起，证实静脉瓣膜完整。遂结扎远心端，留取足够长的近心段血管作为重建精索回流血管的"转流目标血管段"。

（4）以手指钝性分离并扩开腹直肌后方腹横筋膜下间隙，将上述第2个步骤中游离好的重建血管的备用血管段（精索内静脉

远心段）通过该间隙引出，调整其位置，使重建血管的"备用血管段"与"转流目标血管段"切缘距离适中，无明显张力。分别测量两段血管的血管内压力，证实平卧位腹壁下静脉较精索内静脉压力低，用"微血管夹"分别夹闭2条静脉血管。至此，精索回流血管重建转流条件创建完毕（图7-5-21）。

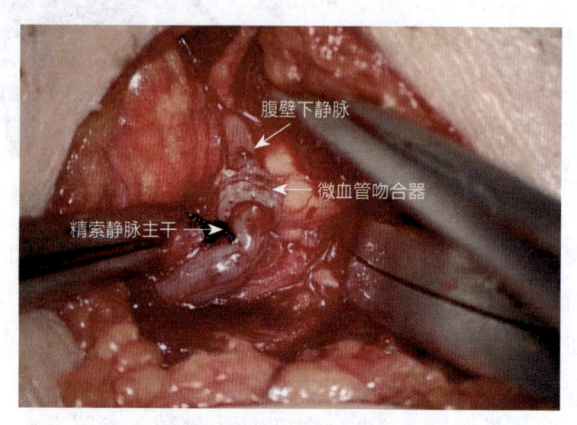

图7-5-21 "微血管夹"吻合后可见腹壁下静脉充盈，重建转流血管通畅且无渗漏

（5）使用肝素：生理盐水＝1∶1000的混合溶液分别冲洗重建血管的备用血管段和转流目标血管段的血管管腔，调整显微镜至合适的放大倍数，测量管径，选取合适尺寸的微血管吻合器，外翻精索内静脉与腹壁下静脉血管内膜，行端端吻合。吻合后松开"微血管夹"，检查血管吻合处无明显渗漏，行勒血试验，证实重建的"精索内静脉-腹壁下静脉"回流血管通畅，并于血管周边适当行减张固定（此步骤也可以参照方法一中的第5个步骤，按显微微血管吻合操作完成）。

（6）检查视野无出血后，依次分层缝合，关闭切口各层。清洗伤口后用伤口贴覆盖。

(三) 操作要点

1. 在腹膜后行精索内静脉操作，需要显露良好，动作轻柔、细致，要特别注意分离出血管鞘平面及在此平面进行分离、结扎等操作。其优点：有助于发现不同精索内静脉之间的微血管侧支（术中需要细致分离和结扎）；有助于保护走行于血管鞘中的睾丸动脉、淋巴管、神经及微小滋养血管等重要结构。

2. 找到重建精索回流血管的转流目标血管段时，须检查并验证其静脉瓣功能良好，然后细致游离，并留取足够长度的血管段。

3. 按照方法一中的第1个步骤分离至皮下组织、腹外斜肌前间隙时，如能找到大隐静脉属支（如腹壁浅静脉），也可在第1个步骤的同一切口游离，必要时可借助手持式彩超辅助判断，将其作为备选的转流目标血管段。

4. 寻找腹壁下静脉时，可充分利用弓状缘作为解剖标志，在其下方可找到精索组织，在其内上侧分离腹横筋膜，在腹横筋膜深面找到腹壁下动、静脉。一般情况下，2条腹壁下静脉与其中间1条腹壁下动脉伴行，注意2条静脉之间有侧支微小血管相连，分离过程应予以结扎。同样需要注意保护腹壁下动脉。值得注意的是，需要游离足够长的腹壁下静脉，尤其是腹壁脂肪较厚者，更要注意游离足够长的目标血管段，规避在切口深部进行微血管吻合的精细操作。

5. 选取管径匹配的目标血管，避免重建的血管管腔内形成"湍流"，及时用1/1000肝素生理盐水冲洗血管腔，这些均是预防术中、术后血栓形成的必要措施。

6. 吻合血管时应注意满足"无张力"的原则，吻合后仔细检查吻合口的张力及切口有无血液渗漏等，必要时可适当进行修补或加固。

7. 使用微血管吻合器时，首先要分别测量两侧血管段的血管内径，并尽量匹配相对较小的血管内径来选取合适型号的微血管吻合器，通常选用1.5 mm或2.0 mm内径的吻合器。注意适当剔除多余的血管外膜，使其保持光滑并且厚度恰如其分，让血管内膜充分外翻并挂在吻合器尖钉上。旋紧吻合器闭合旋钮时，用1/1000的肝素生理盐水冲洗血管腔。

8. 吻合血管完成后须验证转流的血管通畅、无渗血，可采用挤压阴囊以增加血流量的方式，或者采用勒血试验，即用血管镊夹闭吻合口的近心端后，用另一把血管镊轻柔夹住血管往吻合器方向捋动，如目标血管段充盈且吻合口无渗血，表明吻合成功。有条件的机构也可采用术中荧光的方式，观察转流通道内显影的血流情况。

9. 显微缝线手工吻合术后，建议服用抗凝药物1个月，避免剧烈运动或不必要的磕碰。如使用微血管吻合器，且转流术后经验证即时通畅，术后可免用抗凝药物治疗。

10. 如术中发现较粗的输精管静脉，笔者认为不需要结扎，因其可同时引流盆腔、前列腺周围静脉丛的血液。部分盆腔痛的患者如评估合适，也可参照上述方法，进行输精管静脉回流血管重建。

值得注意的是，确保转流的精索静脉长期通畅也是一项需要跟踪随访的课题。未来，微血管吻合器国产化、围手术期配合电生理治疗以促进静脉循环与提睾肌收缩、使用人工血管等新技术等，也是值得深入探索的研究方向。

（张亚东　万　子　邓春华）

七、显微精索静脉结扎术＋分流术

（一）概述

胡桃夹综合征是引起VC的一种较为罕见的原因。由于左肾静脉在腹主动脉与肠系膜上动脉之间的夹角内受到挤压，可导致左肾静脉延长、狭窄，近心端扩张、血流受阻，左肾静脉压升高，临床主要表现为肉眼血尿、蛋白尿、胁腰部及下腹部疼痛、性交痛、卵巢静脉综合征及VC等症状。若是由胡桃夹综合征引起的VC，单纯行精索静脉结扎可以缓解静脉曲张，但由于其增加了左肾静脉的压力，反而会导致或加重患者的血尿、蛋白尿等临床症状。后期精索静脉复发的概率也会明显增高，因而不建议对由胡桃夹综合征引起的VC患者行单纯结扎手术。

对于胡桃夹综合征的治疗目前仍无统一的意见。多数学者认为，只有当反复血尿发作，出血量较大及出现腰部持续性疼痛时才考虑外科治疗。外科治疗包括肠系膜上动脉切断再吻合术、左肾固定术、腹腔镜下切断左肾动静脉与髂外动静脉吻合的自体肾移植术及经腹腔镜血管外肾静脉支架置入术等方式。但这些术式存在手术创伤大，术后可出现肾静脉血栓、腹膜后血肿、肠麻痹等并发症，以及肾缺血时间长等缺点。左肾静脉内支架置入术是近年来开展的微创手术，与其他术式相比，支架置入术具有创伤小、住院时间短、术后立即纠正左肾静脉高压的优点，近期效果显著，目前认为可能是治疗胡桃夹综合征的主要方法。然而，左肾静脉内支架置入术存在支架变形或移位、发生血管再狭窄及血栓形成等并发症的可能性，且价格昂贵，其长期疗效仍还有待进一步观察随访。特别是对于青少年胡桃夹综合征患者，更不建议其使用左肾静脉内支架置入术治疗。

显微精索静脉结扎术+精索静脉腹壁下静脉分流术很好地解决了上述问题。在进行精索内静脉高位结扎术的同时，7-0 Prolene线将扩张反流的精索内静脉近心端与腹壁下静脉近心端进行端端吻合，既阻断了精索内静脉与睾丸之间的血液反流，又为左肾静脉血液回流提供了一条有效的途径，同时可以减轻左肾充血状态。该手术方式充分利用建立侧支血管的畅通血液回路缓解左肾静脉回流压力,具有手术简单、安全、创伤小的特点。该手术的理论依据:①研究已表明,在VC状态下,曲张的精索内静脉压力高于腹壁下静脉压,在左肾静脉受压时,左精索内静脉压力增大将更为显著。彩色多普勒超声检查证实精索内静脉内存在大量反流;②精索内静脉与腹壁下静脉解剖位置较近,容易分离和吻合;③腹壁下静脉解剖位置相对固定,变异很少,术中容易寻找;④腹壁下静脉走向从内上到外下,与精索内静脉走向一致,行血管端端吻合,吻合口角度小,不易形成血栓和管腔狭窄;⑤若术后发生血栓闭塞等并发症或疗效不佳,也不会影响二期其他手术方式的选择。

(二)手术步骤

采用腰麻和硬膜外联合麻醉,患者取平卧位,于腹股沟区中上部取斜切口,长约5 cm。

探查并分离精索内静脉,选择1条明显增粗的左精索内静脉,结扎后切断,远心端(近睾丸端)双重结扎,近心端(汇入左肾静脉端)游离长约3 cm,用小血管夹夹闭近心端,夹闭后迅即可见该静脉内压增高,管壁紧绷呈弓状迂曲,修剪断端成一斜行椭圆状,用肝素生理盐水冲洗管腔以待吻合时使用。

其余精索内静脉属支予以切断后两端双重结扎(注意保留精索动脉和淋巴管)。

将精索用小拉钩拉向外侧,显露腹壁下血管,一般是中间一条动脉、双侧各一条静脉,选侧支少、管径大的静脉,分离约2 cm,近端以小血管夹夹闭,远端使用显微钳,在显微钳近端剪断静脉。近端管腔以肝素生理盐水冲洗。结扎远端血管。

将精索内静脉近心端和腹壁下静脉近心端以7-0血管吻合线做端端吻合,一般间断吻合8针(图7-5-22)。吻合完毕,先放腹壁下静脉侧小血管夹,再放精索静脉侧小血管夹,可见血液从肾静脉侧向腹壁下静脉侧流动(图7-5-23)。止血、逐层缝合伤口。

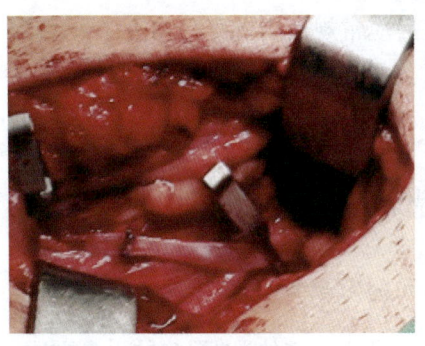

图 7-5-22 精索内静脉近心端和腹壁下静脉近心端端端吻合

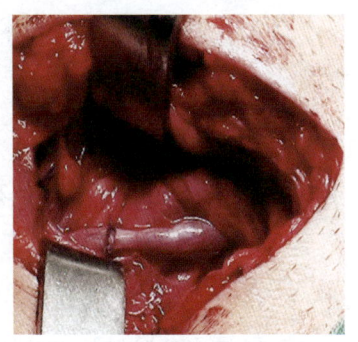

图 7-5-23 血液从肾静脉侧向腹壁下静脉侧流动

对于合并右侧 VC 的患者，同时行右侧精索静脉显微结扎术。

(三) 术中注意事项

腹股沟区的精索内静脉存在多条属支，术中应注意选择管径明显增粗的精索内静脉作为吻合血管，注意充分结扎其他细小属支，预防 VC 复发。

为了使吻合血管通畅，术中须做到以下 5 点：①手术操作时一定要严格按照显微外科无损伤原则进行；②应用无损伤血管缝合线进行血管吻合；③吻合血管时应避免血管扭曲，同时使吻合口保持较低的张力；④缝合时打结不宜过紧，以免血管壁缺血性坏死；⑤吻合血管时应间断、外翻、等距缝合，以保证吻合处平整、光滑、通畅。

精索静脉和腹壁下静脉直径只有 3～5 mm，所以吻合操作需要在显微镜下进行。静脉直径不对称是影响预后的重要问题，如果由于直径不对称而导致静脉血流通道突然改变会引起湍流，由此可能导致血小板聚集，引起血管闭塞。因此，在进行血管端端吻合时有时需要用到血管袖套式吻合法。

为防止术后血栓形成，术后应常规使用抗凝药物治疗。

（姚友生）

八、微型血管多普勒在显微精索静脉结扎术中的应用

（一）显微精索静脉结扎术的解剖特点

显微精索静脉结扎术被认为是优于其他VC治疗的手术方法，如栓塞法、腹膜后高位结扎或腹腔镜结扎等，但是显微精索静脉结扎术需要更多的手术时间和操作技巧来处理数量较多且关系复杂的血管。与腹股沟途径相比，经腹股沟下途径避免了切开腹外斜肌腱膜，因此患者恢复更快且痛苦更小，但腹股沟下水平精索血管的数量比腹股沟水平更多且位置关系更复杂。

精索动脉在维持正常睾丸功能上发挥着重要作用，很多研究认为保护精索内动脉十分重要。在一般的显微精索静脉结扎术中，术者对术中精索动、静脉的辨别主要依靠对精索动脉搏动的观察。即使术中术者十分小心，精索内动脉误扎的可能性仍然存在。精索内动脉是营养睾丸的主要动脉，误扎后，即便输精管动脉及精索外动脉通过吻合支可以提供补偿，但仍会增加睾丸供血不足的风险，可能引起睾丸萎缩和生精不良。报道显示，精索内动脉误扎的发生率为1%，并且很多误扎可能根本没有被注意。88.4%~95.0%的精索内动脉被精索内静脉环绕，因此，区分精索内动、静脉是一项非常具有挑战性的工作，特别是当精索内动、静脉外观十分相似时。

（二）微型血管多普勒在手术中的应用

为了更易辨认精索内动脉，术中常用1%的罂粟碱或利多卡因滴在需要辨别的血管表面，以使动脉扩张且搏动更明显，或者

使用显微持针器或显微钳的尖部将可疑的血管挑起后缓慢放下，如果出现搏动则为动脉。但这些方法仍基于主观的判断，容易误判，并且耗时较长。

微型血管多普勒是一种新型的可在术中应用以辅助辨别动、静脉血管的仪器（图7-5-24）。它可以利用血液中运动的红细胞对声波的散射产生多普勒效应，并发出多普勒信号音。其探头探测到动脉时，发出脉冲式高回声，探测到静脉时，发出连续性低回声，如此可分辨动脉和静脉（图7-5-25）。

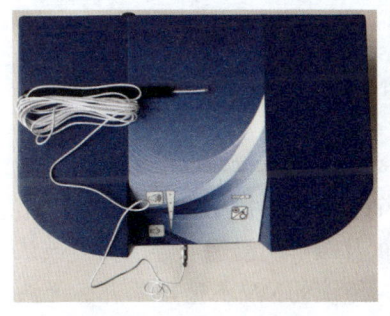

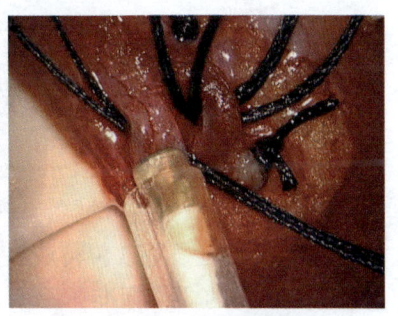

图7-5-24 微型血管多普勒及超声探头

图7-5-25 微型血管多普勒探头术中辨认动脉和静脉

（三）微型血管多普勒的应用效果

充分结扎精索静脉并保护好精索动脉对减少术后复发和并发症的发生十分重要。精索静脉结扎的数量与术后效果有一定的相关性。Chen等发现，精索静脉结扎超过7条的患者疼痛缓解的效果更好。Pasqualotto等和Chen等发现，精索静脉结扎分别多于10条和9条的患者在提高精液质量上有更好的效果。研究显示，显微精索静脉结扎术中使用微型血管多普勒可以结扎更多数量的精索内静脉，并保护更多数量的精索内动脉，减少术中动脉误扎和辨认不清情况的发生，并且在提高术后精液质量和治疗VC性疼痛等方面有更好的效果。

关于微型血管多普勒的应用能否缩短手术时间，目前尚无统一意见。虽然多普勒的应用缩短了辨别动、静脉所需的时间，但同时需要结扎更多数量的精索静脉。有的研究发现应用多普勒可以缩短手术时间，但有的研究发现手术时间并没有得到显著的缩短。

（吕坤龙　庄锦涛　涂响安）

九、拖出睾丸的显微精索静脉结扎术

显微精索静脉结扎术（microsurgical varicocelectomy，MV）具有结扎静脉彻底、保护动脉、安全性高、创伤小、并发症少、术后复发率低、可显著改善精液质量及缓解阴囊疼痛等优势，被认为是治疗VC的"金标准"手术。传统的MV不拖出睾丸，无法处理低位的静脉交通支，而这个因素又被认为是VC复发的主要原因。1992年，Goldstein等提出拖出睾丸的MV，认为这种手术能有效提高患者的精液质量，并降低复发率和并发症的发生率。然而也有学者认为，该术式相较于不拖出睾丸的术式来说并不会有明显的获益，反而会增加阴囊水肿等并发症的发生率。因此，关于MV是否需要将睾丸提出，尚有争议。

拖出睾丸的MV自应用以来略有改良。手术可选择腹股沟切口或外环下切口，切口长约3 cm，依次打开皮肤、皮下组织，注意避免损伤髂腹股沟神经，分离精索并用阑尾钳将其提出切口外。将一橡皮管置于精索下方并用橡皮管提起精索，手指分离精索直达阴囊，提出睾丸，探查并分离精索外静脉及引带静脉，逐一分离、切断并结扎。对走行迂曲且粗大的精索外静脉和引带静脉进行剥脱后切除结扎。确定无出血后将睾丸还纳回阴囊，使用橡皮管向患者的远心端牵拉精索并将其固定。在放大倍数为8~15倍的手术显微镜下行精索静脉结扎。先切开精索筋膜和提睾肌，仔细解剖，可见输精管及周围血管组织（输精管脉管系统）与其余精索内脉管神经组织（精索内脉管系统）之间有潜在间隙，使用标志带将该组织与待手术组织隔开并予以保护，之后用一橡皮条向远心端牵拉待手术的组织。解剖分离血管束，仔细分离出精索内静脉各属支，予以钛夹夹闭或5-0丝线结扎，保留动脉和淋巴管。彻底止血后缝合各层。

　　拖出睾丸的MV的要点是结扎精索外静脉和引带静脉、保护输精管脉管系统和精索内动脉及淋巴管、彻底结扎精索内动脉。将睾丸拖出切口外充分显露睾丸周围的精索外静脉和引带静脉是MV成功的关键，有学者建议对于走行迂曲且粗大的精索外静脉和引带静脉，最好对其进行剥脱后再行结扎和切除，有利于术后恢复，并且有助于术后美观，可以消除患者的顾虑。精索内血管走行复杂，但在手术解剖时可将其大致分为输精管脉管系统和精索内脉管系统，两者之间有较明显的界限。术中不处理输精管脉管系统，在显微镜下打开精索筋膜后首先要确认输精管，用标志带将输精管及周围组织与其余待手术结扎组织隔开，以保护输精管及周围血管，避免其损伤，这一改良操作缩短了手术时间。多数情况下，在显微镜下根据脉管是否搏动及其走行、颜色、弹性等特征可以明确区分动脉、静脉和淋巴管。若动脉搏动不明显，可使用罂粟碱以使动脉搏动明显；若显微镜下观察动脉搏动不明显，可借助微型多普勒超声，将超声探头与血管成一定的角度置于血管壁，动脉有脉冲式回声，静脉多表现为持续低回声，而淋巴管呈透明状且无回声。

　　目前对于拖出睾丸的MV是否会让患者获益尚有争议。Goldstein等回顾性分析了接受精索静脉曲张结扎术的患者，结果发现：33例患者行腹股沟切口的不拖出睾丸的精索静脉结扎术，术后复发率为9.0%（3/33），鞘膜积液的发生率为9.0%（3/33）；12例患者行放大镜下精索静脉结扎术，术后复发率为8.0%（1/12），无鞘膜积液发生；640例患者行拖出睾丸的MV，术后复发率为0.6%（4/640），无鞘膜积液发生。不育患者术后精液中精子的浓度、活力和形态上的正常率得到大幅度提高。在使用拖出睾丸的MV的时长方面，前20例约为78 min，在随后的手术中，缩短手术时间为25～40 min。该研究认为，腹股沟切口的拖出睾丸的MV能够有效保护动脉和淋巴管，降低复发率和鞘膜积液的发生率，是一种安全的微创手术方法。Zini等对拖出睾丸的MV进行了改良，这是目前应用最广泛的拖出睾丸术式，该术式在显微镜下将输精管脉管系统与精索内脉管系统分离开，仅处理精索内脉管系统的动脉、静脉和淋巴管。比较改良手术（76例）与传统显微镜手术（89例）后发现，2组患者术后前向精子运动总数均得到大幅度提高，且均无VC复发和鞘膜积液的发生，另外，与传统手术相比，改良手术缩短了手术时间。Ramasay等比较了外环下切口拖出睾丸（55例）和不拖出睾丸（110例）的MV，结果发现：2种术式下不育患者前向运动精子总数有明显的增多，但改善率无明显差异，2组患者的自然妊娠率无明显差异；进一步比较发现，不拖出睾丸的术式显著增加了中重度VC患者的前向运动精子总数，显著提高了血清睾酮水平，而拖出睾丸的术式仅增加了重度VC患者的前向运动精子总数，未显著影响血清睾丸水平；其中25例无精子症伴VC患者中，有5例患者的术后精液中出现精子，且均为接受不拖出睾丸术式的患者；2组患者均未出现VC复发或鞘膜积液。该研究认为，拖出睾丸的术式并未有明显获益。然而该研究的样本量较少，并且不拖出睾丸组在术前的精液质量和睾丸水平方面显著优于拖出睾丸组，这可能对研究结果有一定的影响。国内一项纳入100例研究对象的随机对照试验（randomized controlled trial，RCT）研究发现，外环下切口拖出睾丸术式（50例）与不拖出睾丸术式（50例）均提高了少/弱精子症患者的精液质量，但2种术式之间相比无明显差异，然而前者手术时间明显延长，并且阴囊水肿的发生率较高。最近一项纳入416例研究对象的RCT研究比较了腹股沟切口拖出睾丸术式（208例）与不拖出睾丸术式（208例）治疗Ⅲ级VC伴精液参数异常的患者，结果发现，拖出睾丸组虽然出现1例附睾炎（使用抗感染药物治疗后治愈），但是该组患者精子的活力和形态上的改善程度明显高于不拖出睾丸组，复发率（1.5%）明显低于不拖出睾丸组（6.5%），因此，该研究认为，腹股沟切口的拖出睾丸的术式结扎静脉较彻底，可以减少VC的复发，更好地提高精液质量。

综上，拖出睾丸的MV能够彻底结扎精索外静脉交通支，明显提高不育患者的精液质量及妊娠率，具有极低的复发率及鞘膜积液等并发症的发生率，是一种安全、有效的治疗VC的手术方法，然而其与不拖出睾丸的术式相比是否有更大获益，仍需要大样本临床研究来证实。

（田汝辉　李　铮　涂响安）

十、显微精索去神经术

（一）概述

慢性睾丸痛是慢性盆腔疼痛综合征的一种表现，患者可表现为单侧或双侧间断或持续性睾丸疼痛达3个月或以上，严重影响患者的生活质量，促使其寻求医学帮助。慢性睾丸痛患者占所有于泌尿外科就诊患者的2.5%~4.8%，可在任何年龄段发病，发病高峰年龄为40～49岁，是泌尿男科的常见病和多发病。

慢性睾丸痛比较明确的病因：①睾丸的炎症、损伤、扭转及肿瘤等；②附睾炎症、囊肿及肿瘤等；③VC、腹股沟疝气、鞘膜积液等；④直接创伤及输精管切除术和腹股沟疝修补术等导致的医源性损伤；⑤泌尿系结石、前列腺炎、前列腺增生等。除以上病因外，25%～50%的慢性睾丸痛患者并无明确的病因，即特发性慢性睾丸痛，这部分患者通常存在焦虑、抑郁等心理问题，大大增加了治疗难度。对慢性睾丸痛的诊断应首先筛选有明确病因的病变，因此，详细的病史采集、体格检查及辅助检查非常重要。另外，心理因素是慢性睾丸痛的病因之一，医师需要对患者进行疼痛评分（visual analog scale，VAS）、焦虑自评量表（self-rating anxiety scale，SAS）和抑郁自评量表（self-rating depression scale，SDS）的评估，以指导后续的治疗。慢性睾丸痛的治疗尚无明确的指南，目前首选保守治疗。对于能找出明确病因的患者，应以解决原发病为主，可辅以镇痛等对症治疗措施。对于无明确病因的特发性慢性睾丸痛患者，可以选择神经调节类药物进行治疗。精索封闭术是重要的诊断性治疗手段，可有效缓解睾丸疼痛，是药物治疗效果不佳后首选的暂时性治疗手段。对于各种保守治疗都无效的患者，只能行手术治疗。慢性睾丸痛的手术治疗方法多样，包括附睾切除术，睾丸切除术及显微精索去神经术（microdenervation of the spermatic cord，MDSC）等。相较于附睾切除术、睾丸切除术而言，MDSC保留了睾丸和附睾，在心理和生理层面上对患者都颇为有益，同时其有效性也得到认可，80%～88%的患者术后睾丸疼痛得到显著或完全缓解，因此，因其具有微创、安全、有效的特点，已经是近年来国内外公认的治疗慢性睾丸痛的手术方法。精索去神经术由Devine于1978年首创，Devine通过该术式治疗了2例慢性睾丸痛患者并取得成功。随着技术的进步及改良，显微技术和精索去神经术的结合使精索去神经术更加安全、有效，MDSC已经成为治疗慢性睾丸痛的有效手术方法。2010年Parekattil报道采用机器人辅助下的MDSC的有效率更是高达92%。MDSC手术的目标是分离并切断精索内所有可能含神经纤维的结构，同时保留动脉（睾丸、提睾肌和输精管）、一些淋巴管（以减少鞘膜积液的发生）及输精管（术前未被结扎），实现精索的骨骼化。MDSC的有效程度与精索封闭阳性（疼痛的暂时缓解程度＞50%）之间有很高的相关性，因此，MDSC术前需要通过精索封闭进行筛查，若精索封闭为阳性，则选择MDSC进行治疗，否则疗效可能欠佳。术前患者的知情同意十分重要，因为术后疼痛虽然很少会加重但可能会持续，并且可能会出现阴囊血肿、鞘膜积液、睾丸萎缩等手术并发症及性腺功能减退的风险。

（二）手术适应证

1. 特发性慢性睾丸痛。
2. VC术后慢性睾丸痛。
3. 输精管结扎术后顽固性慢性睾丸痛，不要求生育者。
4. 非手术治疗效果不佳或不能坚持、不能耐受、预期效果不佳的患者。
5. 精索封闭短期效果明显的患者。

（三）术前准备

1. 完善辅助检查，如尿常规、中段尿细菌培养、前列腺常规检查、精液常规检查、细菌培养、泌尿生殖系统B超检查等，必要时行CT和MRI。
2. 术前进行VAS疼痛评分、焦虑评分和抑郁评分。
3. 1%的利多卡因6 ml加或不加甲泼尼龙40 mg行精索封闭术，观察其有效性。

(四)麻醉和体位

腰麻、硬膜外联合麻醉或全身麻醉,患者取仰卧位。

(五)手术步骤

1. 取腹股沟切口或腹股沟下切口,3~4 cm,切开皮肤、皮下、Camper筋膜和Scarpa筋膜,用阑尾钳提起精索,用橡胶片牵引。在10~15倍的显微镜下,分离髂腹股沟神经及其分支,电刀切断并将其近端包埋在腹外斜肌腱膜下,以减少神经瘤的形成。

2. 电刀切开精索外筋膜、提睾肌和精索内筋膜,辨认出睾丸动脉并将其游离,用血管吊带或1号丝线牵开保护,以免损伤睾丸动脉。如睾丸动脉难以辨认,可用2%的利多卡因和1%的罂粟碱滴注观察,有条件者可用微型血管彩色多普勒进行睾丸动脉的辨认。游离并牵开保护淋巴管。切断并结扎所有精索内静脉及其属支(图7-5-26)。使用电刀切断精索内的脂肪神经组织。游离输精管1.5~2.0 cm,切断其交感神经分支(图7-5-27),保留输精管动脉和静脉。使用电刀切断提睾肌,切断并结扎提睾肌静脉,保留提睾肌动脉。手术完成后仅保留睾丸动脉、输精管及其动静脉、提睾肌动脉、淋巴管(图7-5-28)。

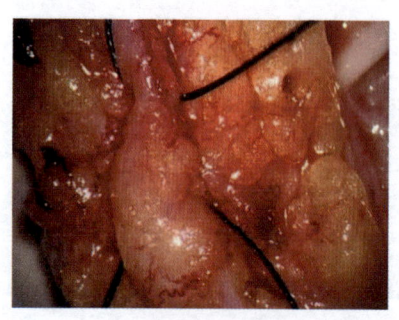

图7-5-26 分离并结扎精索内静脉

3. 仔细检查无出血后,依次关闭切口。

图7-5-27 输精管外膜去神经　　图7-5-28 精索"骨骼化"

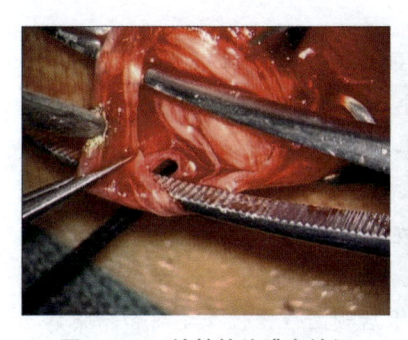

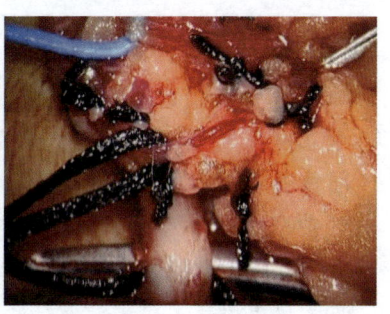

(六) 术后处理

1. 应用抗生素防治感染。
2. 适当托高阴囊。

(七) 并发症及防治

1. **睾丸萎缩** 少见,与二次手术或术中意外损伤睾丸动脉有关。
2. **鞘膜积液** 术中损伤并结扎淋巴管所致。
3. **阴囊血肿** 术中止血不严密或不彻底所致。
4. **伤口感染** 可能与术后长时间暴露有关。

(涂响安　邓春华)

点评及展望

慢性睾丸痛是泌尿男科的常见疾病,其病因复杂多样,目前尚缺乏明确的诊断和治疗指南,因此,其作为一顽疾对患者和医师都带来了巨大的挑战。笔者团队于2011年诊治了

1例特发性慢性睾丸痛患者，通过对其进行全面的检查和疼痛评估后施行了显微精索去神经术（MDSC）。术后1周，其睾丸疼痛得到完全缓解，此后对其进行1年的随访，随访期间该患者没有出现阴囊或睾丸疼痛，生活质量得到明显提高，这是MDSC治疗慢性睾丸痛在我国的首次报道，同时证明MDSC在治疗特发性慢性睾丸痛上的有效性。随后，团队成员又应用该技术对输精管结扎术后顽固性慢性睾丸痛和精索静脉曲张术后慢性睾丸痛患者进行治疗，亦取得了较好的疗效。

近年来随着国内外学者对慢性睾丸痛的深入研究，对其发病机制有了初步发现，神经元感染、沃勒变性、α_2-肾上腺受体激活及痛觉过敏的产生在慢性睾丸痛的发病过程中起重要作用，同时焦虑、抑郁等心理疾病作为重要的发病因素越来越受到医师们的重视。在对慢性睾丸痛的发病机制进行越来越深入研究的同时，随着科技的进步和显微技术的发展，MDSC也越发成熟，美国康奈尔大学Ramasamy等应用多光子显微镜准确辨认和定位SD大鼠的睾丸神经，并使用激光对其施行精确汽化，使去神经更加精确，减少了对周围组织的损伤。就目前的MDSC而言，术者在10～15倍显微镜下辨认精索内神经分支是极为困难的，可以预想一旦该技术应用于MDSC中，将使MDSC更为精确和微创，可大幅度减少并发症的出现。慢性睾丸痛复杂的发病机制及心理疾病在其发病过程中的作用，使慢性睾丸痛的综合诊治需要多学科参与，因此，包含泌尿外科医师、临床疼痛专家、心理治疗师等在内的多学科综合团队的共同协作将对患者的治疗更加有益。相信随着科学研究的不断深入和医疗技术的不断进步，业内对慢性睾丸痛的发病机制将有更深入的了解，治疗方式也将更加多元化，彼时慢性睾丸痛将不再是困扰患者的顽疾。

（涂响安　邓春华）

参 考 文 献

[1] 崔志刚,刘刚,朝鲁,等.腹腔镜精索静脉高位结扎术致生殖股神经损伤(附4例报告)[J].微创泌尿外科杂志,2016,5(6):329-330.

[2] 《精索静脉曲张诊断与治疗中国专家共识》编写组,中华医学会男科学分会.精索静脉曲张诊断与治疗中国专家共识[J].中华男科学杂志,2015,21(11):1035-1042.

[3] 洪伟平,李普云,梁立华.精索静脉栓塞治疗精索静脉曲张[J].影像诊断与介入放射学,1998,3:206-207.

[4] 江志鹏,杨斌,李英儒,等.腹股沟管的解剖学观察[J].中国实用外科杂志,2014,34(1):90-92.

[5] 井汉国,霍立志,袁守娴.腹腔镜下高选择性精索静脉高位结扎治疗精索静脉曲张[J].中华泌尿外科杂志,2010,31(7):493-495.

[6] 李铮,夏术阶.2016中国男科疾病诊疗指南[M].北京:中国医药科技出版社,2016.

[7] 柳其中,田凯,张跃曦,等.腹腔镜和开放手术精索静脉高位结扎术的疗效分析[J].中华男科学杂志,2009,15(7):625-627.

[8] 吕坤龙,邬健斌,吴观土,等.腹股沟下显微精索静脉结扎术与腹膜后精索内静脉高位结扎术疗效比较[J].新医学,2015,46(3):153-156.

[9] 罗晟,张孝斌,程帆,等.开放和腹腔镜手术治疗精索静脉曲张的Meta分析[J].现代泌尿外科杂志,2013,18(2):130-133.

[10] 闵三旭,高鹏程,陈吉兵,等.改良区域神经阻滞麻醉下腹股沟疝无张力修补术[J].中国普外基础与临床杂志,2010,17(10):1087-1088.

[11] 田汝辉,陈慧兴,赵亮宇,等.显微镜下精索静脉结扎术治疗非梗阻性无精子症伴精索静脉曲张的疗效与安全性[J].中华医学杂志,2018,98(46):3737-3740.

[12] 涂响安, 吕坤龙, 赵亮, 等. 微型血管多普勒在改良腹股沟下显微精索静脉结扎术中的应用: 附视频[J]. 中华腔镜泌尿外科杂志(电子版), 2014, 8(6): 59-61.

[13] 涂响安, 孙祥宙, 邓春华. 显微男科手术学[M]. 北京: 人民卫生出版社, 2014.

[14] 涂响安, 余敬威. 慢性睾丸痛的诊断与治疗[J]. 中华男科学杂志, 2016, 22(3): 195-199.

[15] ABROL N, PANDA A, KEKRE N S. Painful varicoceles: role of varicocelectomy[J]. Indian J Urol, 2014, 30(4): 369-373.

[16] AL BAKRI A, LO K, GROBER E, et al. Time for improvement in semen parameters after varicocelectomy[J]. J Urol, 2012, 187(1): 227-231.

[17] AL-KANDARI A M, SHABAAN H, IBRAHIM H M, et al. Comparison of outcomes of different varicocelectomy techniques: open inguinal, laparoscopic, and subinguinal microscopic varicocelectomy: a randomized clinical trial[J]. Urology, 2007, 69(3): 417-420.

[18] ALLAMEH F, HASANZADEH HADDAD A, ABEDI A, et al. Varicocelectomy with primary gubernaculum veins closure: a randomised clinical trial[J]. Andrologia, 2018. doi: 10.1111/and.12991.Epub ahead of print.

[19] AMELAR R D. Early and late complications of inguinal varicocelectomy[J]. J Urol, 2003, 170(2 Pt 1): 366-369.

[20] BAAZEEM A, BELZILE E, CIAMPI A, et al. Varicocele and male factor infertility treatment: a new meta-analysis and review of the role of varicocele repair[J]. Eur Urol, 2011, 60(4): 796-808.

[21] BAAZEEM A, ZINI A. Surgery illustrated-surgical atlas microsurgical varicocelectomy[J]. BJU Int, 2009, 104(3): 420-427.

[22] BAIGORRI B F, DIXON R G. Varicocele: a review[J]. Semin

Intervent Radiol, 2016, 33（3）：170-176.
[23] CARL P, STARK L, OUZOUN N, et al. Venous pressure in idiopathic varicocele[J]. Eur Urol, 1993, 24（2）：214-220.
[24] CAYAN S, SHAVAKHABOV S, KADIO LU A. Treatment of palpable varicocele in infertile men：a meta-analysis to define the best technique[J]. J Androl, 2009, 30（1）：33-40.
[25] CHAN P. Management options of varicoceles[J]. Indian J Urol, 2011, 27（1）：65-73.
[26] CHAN P T, WRIGHT E J, GOLDSTEIN M. Incidence and postoperative outcomes of accidental ligation of the testicular artery during microsurgical varicocelectomy[J]. J Urol, 2005, 173（2）：482-484.
[27] CHEN S S. Factors predicting symptomatic relief by varicocelectomy in patients with normospermia and painful varicocele nonresponsive to conservative treatment[J]. Urology, 2012, 80（3）：585-589.
[28] CHEN S S, CHEN L K. Predictive factors of successful varicocelectomy in infertile patients[J]. Urol Int, 2011, 86（3）：320-324.
[29] CHEN W, CHU J P, YANG J Y, et al. Endovascular stent placement for the treatment of nutcracker phenomenon in three pediatric patients[J]. J Vasc Interv Radiol, 2005, 16（11）：1529-1533.
[30] CHOI W S, KIM S W. Current issues in varicocele management：a review[J]. World J Mens Health, 2013, 31（1）：12-20.
[31] CHOMYN J J, CRAVEN W M, GROVES B M, et al. Percutaneous removal of a Gianturco coil from the pulmonary artery with use of flexible intravascular forceps[J]. J Vasc Interv Radiol, 1991, 2（1）：105-106.
[32] COCUZZA M, PAGANI R, COELHO R, et al. The systematic use of intraoperative vascular Doppler ultrasound during microsurgical subinguinal varicocelectomy improves precise identification and preservation of testicular blood supply[J]. Fertil Steril, 2010, 93（7）：

2396-2399.

[33] COHEN M S, PLAINE L, BROWN J S. The role of internal spermatic vein plasma catecholamine determinations in subfertile men with varicoceles[J]. Fertil Steril, 1975, 26(12): 1243-1249.

[34] COMHAIRE F, VERMEULEN A. Varicocele sterility: cortisol and catecholamines[J]. Fertil Steril, 1974, 25(1): 88-95.

[35] CORTESI N, FERRARI P, ZAMBARDA E, et al. Diagnosis of bilateral abdominal cryptorchidism by laparoscopy[J]. Endoscopy, 1976, 8(1): 33-34.

[36] DING H, TIAN J Q, DU W, et al. Open non-microsurgical, laparoscopic or open microsurgical varicocelectomy for male infertility: a meta-analysis of randomized controlled trials[J]. BJU Int, 2012, 110(10): 1536-1542.

[37] FLACKE S, SCHUSTER M, KOVACS A, et al. Embolization of varicocles: pretreatment sperm motility predicts later pregnancy in partners of infertile men[J]. Radiology, 2008, 248(2): 540-549.

[38] GEATTI O, GASPARINI D, SHAPIRO B. A comparison of scintigraphy, thermography, ultrasound and phlebography in grading of clinical varicocele[J]. J Nucl Med, 1991, 32(11): 2092-2097.

[39] GOLDSTEIN M, EID J F. Elevation of intratesticular and scrotal skin surface temperature in men with varicocele[J]. J Urol, 1989, 142(3): 743-745.

[40] GOLDSTEIN M, GILBERT B R, DICKER A P, et al. Microsurgical inguinal varicocelectomy with delivery of the testis: an artery and lymphatic sparing technique[J]. J Urol, 1992, 148(6): 1808-1811.

[41] GONTERO P, PRETTI G, FONTANA F, et al. Inguinal versus subinguinal varicocele vein ligation using magnifying loupe under local anesthesia: which technique is preferable in clinical practice?[J].

Urology, 2005, 66 (5): 1075-1079.

[42] GORELICK J I, GOLDSTEIN M. Loss of fertility in men with varicocele [J]. Fertil Steril, 1993, 59 (3): 613-616.

[43] GUO L Q, SUN W D, SHAO G F, et al. Outcomes of microscopic subinguinal varicocelectomy with and without the assistance of Doppler ultrasound: a randomized clinical trial [J]. Urology, 2015, 86 (5): 922-928.

[44] HALPERN J, MITTAL S, PEREIRA K, et al. Percutaneous embolization of varicocele: technique, indications, relative contraindications, and complications [J]. Asian J Androl, 2016, 18 (2): 234-238.

[45] HAN D Y, YANG Q Y, CHEN X, et al. Who will benefit from surgical repair for painful varicocele: a meta-analysis [J]. Int Urol Nephrol, 2016, 48 (7): 1071-1078.

[46] HOPPS C V, LEMER M L, SCHLEGEL P N, et al. Intraoperative varicocele anatomy: a microscopic study of the inguinal versus subinguinal approach [J]. J Urol, 2003, 170 (6 Pt 1): 2366-2370.

[47] HOU Y, ZHANG Y, ZHANG Y, et al. Comparison between microsurgical subinguinal varicocelectomy with and without testicular delivery for infertile men: is testicular delivery an unnecessary procedure [J]. Urol J, 2015, 12 (4): 2261-2266.

[48] IACCARINO V, VENETUCCI P. Interventional radiology of male varicocele: current status [J]. Cardiovasc Intervent Radiol, 2012, 35 (6): 1263-1280.

[49] JUNGWIRTH A, GIWERCMAN A, TOURNAYE H, et al. European Association of Urology guidelines on male infertility: the 2012 update [J]. Eur Urol, 2012, 62 (2): 324-332.

[50] KIM J, SHIN J H, YOON H K, et al. Persistent or recurrent varicocoele after failed varicocoelectomy: outcome in patients treated using

percutaneous transcatheter embolization[J]. Clin Radiol, 2012, 67 (4): 359-365.

[51] KIM S H, PARK J H, HAN M C, et al. Embolization of the internal spermatic vein in varicocele: significance of venous pressure[J]. Cardiovasc Intervent Radiol, 1992, 15 (2): 102-106.

[52] KROESE A C, DE LANGE N M, COLLINS J, et al. Surgery or embolization for varicoceles in subfertile men[J]. Cochrane Database Syst Rev, 2012, 10: CD000479.

[53] KUROIWA T, HASUO K, YASUMORI K, et al. Transcatheter embolization of testicular vein for varicocele testis[J]. Acta Radiol, 1991, 32 (4): 311-314.

[54] LIMA S S, CASTRO M P, COSTA O F. A new method for the treatment of varicocele[J]. Andrologia, 1978, 10 (2): 103-106.

[55] LINSELL J C, ROWE P H, OWEN W J. Rupture of an aortic aneurysm into the renal vein presenting as a left-sided varicocoele. Case report[J]. Acta Chir Scand, 1987, 153 (7-8): 477-478.

[56] LIU X P, ZHANG H, RUAN X X, et al. Macroscopic and microsurgical varicocelectomy: what's the intraoperative difference?[J]. World J Urol, 2013, 31 (3): 603-608.

[57] LV K L, ZHANG Y D, ZHUANG J T, et al. Subinguinal microsurgical varicocelectomy with intraoperative microvascular Doppler ultrasound leads to the pain-free outcome after surgery[J]. J Xray Sci Technol, 2017, 25 (5): 839-846.

[58] LV K L, ZHUANG J T, ZHAO L, et al. Varicocele anatomy during subinguinal microsurgical varicocelectomy in Chinese men[J]. Andrologia, 2015, 47 (10): 1190-1195.

[59] MALI W P, OEI H Y, ARNDT J W, et al. Hemodynamics of the varicocele. Part II. Correlation among the results of renocaval pressure

measurements, varicocele scintigraphy and phlebography [J]. J Urol, 1986, 135 (3): 489-493.
[60] MEACHAM R B, TOWNSEND R R, RADEMACHER D, et al. The incidence of varicoceles in the general population when evaluated by physical examination, gray scale sonography and color Doppler sonography [J]. J Urol, 1994, 151 (6): 1535-1538.
[61] MEHTA A, GOLDSTEIN M. Microsurgical varicocelectomy: a review [J]. Asian J Androl, 2013, 15 (1): 56-60.
[62] MIRILAS P, MENTESSIDOU A. Microsurgical subinguinal varicocelectomy in children, adolescents, and adults: surgical anatomy and anatomically justified technique [J]. J Androl, 2012, 33 (3): 338-349.
[63] NABI G, ASTERLINGS S, GREENE D R, et al. Percutaneous embolization of varicoceles: outcomes and correlation of semen improvement with pregnancy [J]. Urology, 2004, 63 (2): 359-363.
[64] NÖSKE H D, WEIDNER W. Varicocele—a historical perspective [J]. World J Urol, 1999, 17 (3): 151-157.
[65] PALOMO A. Radical cure of varicocele by a new technique; preliminary report [J]. J Urol, 1949, 61 (3): 604-607.
[66] PASQUALOTTO F F, LUCON A M, DE GÓES P M, et al. Relationship between the number of veins ligated in a varicocelectomy with testicular volume, hormonal levels and semen parameters outcome [J]. J Assist Reprod Genet, 2005, 22 (6): 245-249.
[67] PASQUALOTTO F F, PASQUALOTTO E B. Reassessing the value of varicocelectomy as a treatment for male subfertility with a new meta-analysis [J]. Fertil Steril, 2007, 88 (6): 1710.
[68] RAMASAMY R, SCHLEGEL P N. Microsurgical inguinal varicocelectomy with and without testicular delivery [J]. Urology, 2006, 68 (6): 1323-1326.

[69] REINPOLD W M, NEHLS J, EGGERT A. Nerve management and chronic pain after open inguinal hernia repair: a prospective two phase study[J]. Ann Surg, 2011, 254 (1): 163-168.

[70] SCHAUER I, MADERSBACHER S, JOST R, et al. The impact of varicocelectomy on sperm parameters: a meta-analysis[J]. J Urol, 2012, 187 (5): 1540-1547.

[71] SHRIDHARANI A, LOCKWOOD G, SANDLOW J. Varicocelectomy in the treatment of testicular pain: a review[J]. Curr Opin Urol, 2012, 22 (6): 499-506.

[72] SHRIDHARANI A, OWEN R C, ELKELANY O O, et al. The significance of clinical practice guidelines on adult varicocele detection and management[J]. Asian J Androl, 2016, 18 (2): 269-275.

[73] WAN Z, CAO H M, YANG B C, et al. An alternative surgical technique for varicoceles: a preliminary experience of the microsurgical spermatic (distal end)-inferior or superficial epigastric vein anastomosis in symptomatic varicoceles associated with perineal pain[J]. Asian J Androl, 2022, 24 (6): 624-627.

[74] SIVANATHAN C, ABERNETHY L J. Retrograde embolisation of varicocele in the paediatric age group: a review of 10 years' practice[J]. Ann R Coll Surg Engl, 2003, 85 (1): 50-51.

[75] STEENO O, KNOPS J, DECLERCK L, et al. Prevention of fertility disorders by detection and treatment of varicocele at school and college age[J]. Andrologia, 1976, 8 (1): 47-53.

[76] TAUBER R, JOHNSEN N. Antegrade scrotal sclerotherapy for the treatment of varicocele: technique and late results[J]. J Urol, 1994, 151 (2): 386-390.

[77] TURNER T T. Varicocele: still an enigma[J]. J Urol, 1983, 129 (4) 695-699.

[78] VICINI P, DI PIERRO G B, GRANDE P, et al. Large bowel infarct following antegrade scrotal sclerotherapy for varicocele: a case report [J]. Can Urol Assoc J, 2014, 8(9-10): E641-643.

[79] WEIN A J, KAVOUSSI L R, PARTIN A W, et al. Campbell-Walsh Urology [M]. 11th ed. Philadelphia: Elsevier Saunders, 2016.

[80] ZHANG Y, YANG X J, WU X, et al. Microsurgical varicocelectomy with transfixing of the difficult-to-isolate periarterial vein using microsutures [J]. Urology, 2015, 85 (4): 948-952.

[81] ZINI A, FISCHER A, BELLACK D, et al. Technical modification of microsurgical varicocelectomy can reduce operating time [J]. Urology, 2006, 67 (4): 803-806.

[82] ZORGNIOTTI A W, SEALFON A I. Scrotal hypothermia: new therapy for poor semen [J]. Urology, 1984, 23 (5): 439-441.

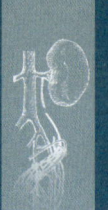

第八章
精索静脉曲张的随访与健康教育

一、随访

针对精索静脉曲张（VC）患者的各种治疗都应进行随访，随访时间和频率因治疗方案的不同而不同。随访的目的是评估疗效、尽早发现相关的并发症并提出解决方案。随访方式包括门诊随访、电话随访、邮件随访及网络随访等。随访内容包括询问病史、体格检查、阴囊超声、精液分析、疼痛评分等。精液分析能较客观地反映VC对睾丸功能的损害程度，是目前公认的比较重要的一项随访指标。

1. VC为进展性病变，可能会引起睾丸发育障碍和睾丸功能衰退而导致不育症，因此，对未行手术治疗的患者需严格定期随访。对于未行手术治疗的成年患者，若精液质量正常且有生育要求，应至少每1～2年随访1次。对于未行手术治疗的青少年患者，若睾丸大小正常，应至少每年随访1次。

2. 接受药物治疗的患者，随访时限为3～6个月。第1次随访可在用药后2～4周进行，3～6个月后再进行疗效评估。若精液分析显示精液质量仍异常、相关疼痛症状仍较为严重或仍存在不育的患者，可推荐其进行手术治疗。

3. 接受手术治疗的患者，第1次随访可在术后1～2周进行，主要检查有无手术相关并发症，如阴囊水肿、睾丸动脉损伤等。由于精液质量的改善一般出现在术后3～6个月，第2次随访应在术后3个月进行，此后每3个月随访1次，至少随访1年或随访至患者配偶成功受孕。随访内容应与术前的精子质量、VC分度等情况进行比较。

4. 在对VC伴不育患者的治疗和随访过程中，还应关注治疗后女性伴侣能否自然妊娠。自然妊娠不仅是VC伴不育患者治疗的最终目标，还是证明手术治疗效果的客观证据。国外研究表明，手术治疗不育患者的自然妊娠率为30.1%～42.8%。另外，在随访的同时还要关注女性伴侣的情况，如女方年龄、生育能力状况等因素，并充分考虑夫妇双方在生育方面的需求和意愿。

二、健康教育

VC对患者的发育、生育、性功能及心理健康都可能造成影响，而大多数危害是长期的，治疗效果也需要一段时间随访后才能体现，因此，医师应根据患者制定个体化的治疗和随访方案。康奈尔大学的李石华教授提出"只有小器官，没有小手术"的理念，告诫临床医师在对治疗方法的选择上要谨慎，对患者的健康要敬畏。因此，在制定治疗和随访方案时，应在符合医疗原则的前提下，与患者进行积极的沟通，获得患者的理解和配合，这样不仅可以使治疗效果事半功倍，还可以减少失误，尽量避免医疗差错和纠纷。

VC多发于青壮年，以左侧多见，也可双侧发病，是男性不育的常见病因之一。目前，医疗界对于VC的发病原因及其对睾丸生精功能的影响机制尚有争议，未达成共识。多数学者认为VC与遗传因素无关，可能与血管、肠道、静脉瓣膜、生长发育等因素有关，其对睾丸生精功能的损害，则可能与淤血、缺氧、睾丸静脉压力、睾丸温度、肾上腺儿茶酚胺反流、氧化应激及自身免疫等因素有关。另外，VC作为男性较隐私的疾病，可能会造成性生活障碍或不和谐，导致睾丸坠胀、不适或疼痛，患者可能会有耻辱感、自卑感，易出现焦虑、抑郁等情绪。

基于此，在与患者进行沟通时，可以告知其VC是男性常见疾病，发病率可达10%～15%，其中，原发性不育男性的发病率可达21%～41%，继发性不育男性的发病率高达75%～81%。阴囊触诊等体格检查诊断VC的敏感度和特异度均约为70%。阴囊彩超可作为首选的辅助检查手段，其诊断VC的敏感度为50%、特异度为90%。另外，还需要了解患者对疗效的期望值及对生育的迫切性。

VC合并不育的患者，可以使用左旋肉碱、维生素E、锌、叶酸、迈之灵、地奥司明及中医药等非手术治疗措施，可能会改善患者的精液参数，提高配偶的妊娠率。

符合手术适应证的患者，应该考虑相应的手术治疗，但应告知患者可能的并发症，包括睾丸鞘膜积液、阴囊血肿及VC复发等。目前手术治疗方式有开放性高位结扎术、腹腔镜下结扎术、经皮静脉栓塞术、静脉转流术及显微镜下精索静脉结扎术。目前显微镜下精索静脉结扎术在改善精液参数和避免发生并发症方面具有显著优势，但是显微手术要求术者经过相应的培训，同时要有手术显微镜等设备。因此，手术方式的选择应根据具体情况来定。

对于青少年VC患者，要严格掌握手术适应证。对于选择非手术治疗的患者，应做好完善的随访计划。

对于合并胡桃夹综合征、腹膜后压迫及血管病变的患者，应同时积极评估并治疗相关的原发疾病。

对于合并心理疾病的患者，可以邀请心理精神科专家协同治疗。

（方　平　张亚东　赵善超）

参 考 文 献

[1] PRACTICE COMMITTEE OF THE AMERICAN SOCIETY FOR

REPRODUCTIVE MEDICINE, SOCIETY FOR MALE REPRODUCTION AND UROLOGY. Report on varicocele and infertility: a committee opinion[J]. Fertil Steril, 2014, 102(6): 1556-1560.

[2] GERRARD E J, SANDLOW J I, OSTER R A, et al. Effect of female partner age on pregnancy rates after vasectomy reversal[J]. Fertil Steril, 2007, 87(6): 1340-1344.

[3] AL B A, LO K, GROBER E, et al. Time for improvement in semen parameters after varicocelectomy[J]. J Urol, 2012, 187(1): 227-231.

[4] SAMPLASKI M K, JARVI K A. Prognostic factors for a favorable outcome after varicocele repair in adolescents and adults[J]. Asian J Androl, 2016, 18(2): 217-221.

[5] 俞能旺, 沈弋桢, 宋华, 等. 治疗精索静脉曲张不同术式疗效的荟萃分析[J]. 中华泌尿外科杂志, 2013, 34(1): 45-49.

[6] KOLETTIS P N, SABANEGH E S, NALESNIK J G, et al. Pregnancy outcomes after vasectomy reversal for female partners 35 years old or older[J]. J Urol, 2003, 169(6): 2250-2252.

[7] O'BRIEN J H, BOWLES B, KAMAL K M, et al. Microsurgical varicocelectomy for infertile couples with advanced female age: natural history in the era of ART[J]. J Androl, 2004, 25(6): 939-943.

[8] JUNGWIRTH A, GIWERCMAN A, TOURNAYE H, et al. European Association of Urology guidelines on male infertility: the 2012 update[J]. Eur Urol, 2012, 62(2): 324-332.

[9] BAAZEEM A, BELZILE E, CIAMPI A, et al. Varicocele and male factor infertility treatment: a new meta-analysis and review of the role of varicocele repair[J]. Eur Urol, 2011, 60(4): 796-808.

[10] WORLD HEALTH ORGANIZATION. The influence of varicocele on parameters of fertility in a large group of men presenting to infertility clinic[J]. Fertil Steril, 1992, 57(6): 1289-1293.

[11] GORELICK J I, GOLDSTEIN M. Loss of fertility in men with varicocele[J]. Fertil Steril, 1993, 59（3）：613-616.

[12] LUNDY S D, SABANEGH E S J R. Varicocele management for infertility and pain：a systematic review[J]. Arab J Urol, 2017, 16（1）：157-170.

[13] GAT Y, BACHAR G N, ZUKERMAN Z, et al. Physical examination may miss the diagnosis of bilateral varicocele：a comparative study of 4 diagnostic modalities[J]. J Urol, 2004, 172（4 Pt 1）：1414-1417.

[14] CHIOU R K, ANDERSON J C, WOBIG R K, et al. Color Doppler ultrasound criteria to diagnose varicoceles：correlation of a new scoring system with physical examination[J]. Urology, 1997, 50（6）：953-956.

[15] 张思孝，唐孝达，陈宗福，等. 精索静脉曲张症的流行病学调查和遗传度、出生季节与发病关系的分析[J]. 男性学杂志, 1990, 2：80-82.

[16] 许永德，雷洪恩，崔万寿，等. 精索静脉曲张临床诊疗进展[J]. 中国男科学杂志, 2015, 29（2）：55-57.

[17] CAVALLINI G, FERRARETTI A P, GIANAROLI L, et al. Cinnoxicam and L-carnitine/acetyl-L-carnitine treatment for idiopathic and varicocele-associated oligoasthenospermia[J]. J Androl, 2004, 25（5）：761-770.

第九章
精索静脉曲张的前沿与争论

第一节 精索静脉曲张病理生理学的全局观

精索静脉曲张（VC）是男性不育的常见原因之一，国内外许多研究已经发现VC对精液参数和精子超微结构有不利影响，而且已经证实部分患者在VC术后生育力有所提高。尽管VC与男性不育之间存在明显的关系，但目前在其对生育潜能的消极影响及VC结扎术后生育力的提高方面仍存在争议。VC病理生理学的全局观有助于更好地理解这种疾病，同时有助于解决与VC及其治疗相关的争议（图9-1-1）。

一、阴囊过热

精子的发生过程对温度敏感，最好在35～36 ℃进行。VC患者因为静脉瓣膜异常等原因使温度高的腹腔静脉血反流至阴囊，使阴囊温度升高。左侧VC会通过侧支和腹膜后旁路影响双侧睾丸功能。睾丸热应激可对睾丸精子发生产生不良影响。在VC患者中，保护性热休克蛋白基因表达降低会诱导热应激。有研究表明，热应激与氧化应激和细胞凋亡标志物的增加有关。

睾丸短暂暴露于高温环境中对精子的生成有负面影响；相反，使睾丸降温可以改善精子的生成。暴露于短暂的阴囊热应激中，可以通过氧化应激诱导睾丸重量显著减少伴精子发生受损。相比之下，在VC引起的精液参数受损的情况下，一项为期12周

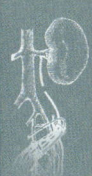

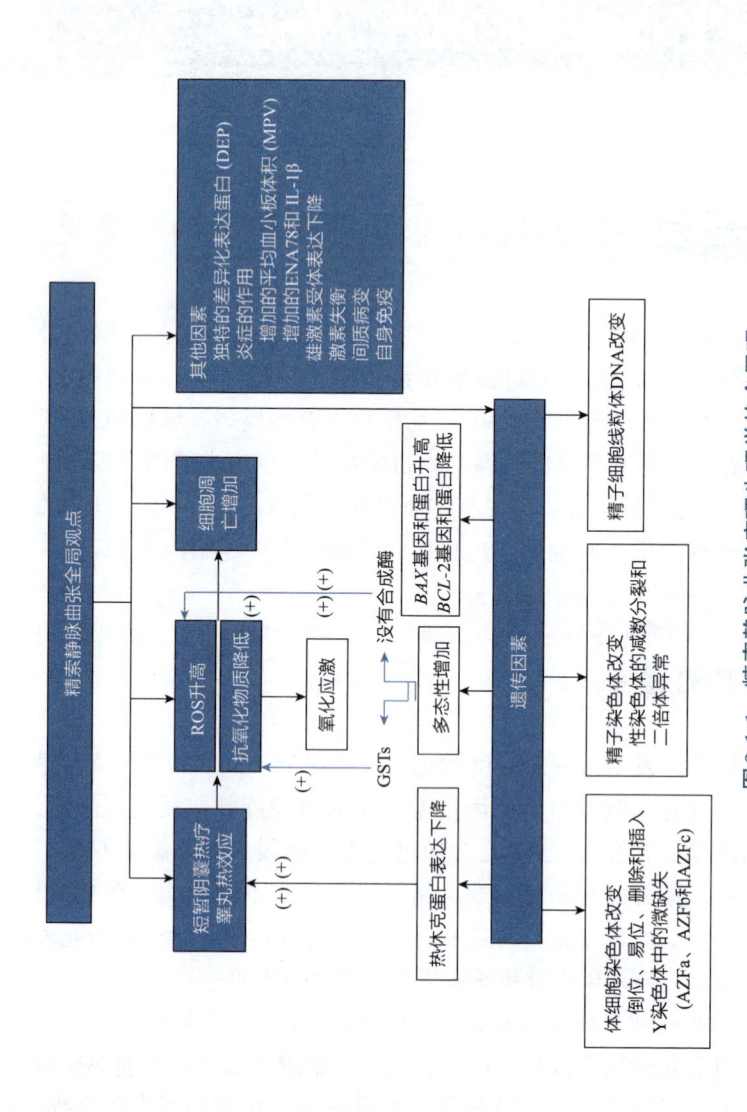

图 9-1-1 精索静脉曲张病理生理学的全局观

注：ROS．活性氧；GSTs．谷胱甘肽硫转移酶；ENA78．中性粒细胞激活肽78；IL-1β．白细胞介素-1β；DNA．脱氧核糖核酸。

的夜间阴囊冷却计划显示精子的发生得到改善。这些研究提示短暂的阴囊热应激可能是男性不育症的病因。亚临床VC患者的睾丸体积减小，此作为证据可能表明，短暂的睾丸热应激可导致亚临床VC患者精子受损。

二、活性氧和氧化应激

静脉曲张中的血液瘀滞可引发白细胞捕获及激活，伴随捕获的白细胞释放活性氧（reactive oxygen species，ROS），可介导氧化应激（oxidative stress，OS）。在生育力低的男性中，静脉回流受损伴血液瘀滞、双侧睾丸缺血、组织缺氧和OS，所有这些因素都可能损害睾丸功能。在生殖细胞中表达的缺氧诱导因子1（hypoxia-inducible factor 1，HIF1）与血管内皮生长因子（vascular endothelial growth factor，VEGF）结合可诱导VEGF的产生并抵抗组织缺氧。

目前已经在实验动物中评估了VEGF作为潜在治疗方式的可行性。在诱发VC的大鼠中，外源性VEGF的使用减少了凋亡细胞的累积。多聚脱氧核糖核苷酸（polydeoxyribonucleotide，PDRN）在低组织灌注的病理条件下可以诱导VEGF的产生。在诱发VC的大鼠中，PDRN治疗在消除由诱发的VC引起的睾丸损伤方面与VC切除术同样有效。

ROS在细胞代谢的中间步骤中作为副产物而产生。ROS包括羟基、过氧化物和氢过氧自由基、超氧化物、一氧化氮和二氧化氮。这些副产物对于维持适合细胞代谢的微环境至关重要，但若过量，它们会导致细胞功能障碍。通过保护性抗氧化剂和ROS的平衡来维持ROS的生理水平，这种平衡的紊乱会导致氧化应激，这可能更多地归因于过量的ROS而不是低水平的中和抗氧化剂。活化的白细胞和异常的精子可以产生过量的ROS，会损害附近的正常精子。一些研究已经证明，较高水平的精浆 ROS 与 VC 有关。VC 诱导的过量的 ROS 对生育能力的损害不仅局限于异常的标准精液参数，同时还会增加精子 DNA 碎片，这可能介导精子功能变差，最后导致生殖能力下降。

OS 已被证实为男性低生育力的病理生理因素，包括在 VC 患者中。研究表明，精索静脉结扎术可有效降低术前睾丸的 OS 水平。

在 VC 男性患者中，典型的精液异常包括以下 1 种或多种精子异常：运动性降低，计数减少，异常形状增加，以及异常 DNA 含量增加。因此，ROS/OS 的测试有可能提供额外的诊断和预后信息，并可能指导 VC 患者的治疗策略。

通过酶和非酶抗氧化机制保护人类生殖细胞免受氧化损伤，酶促机制在生殖细胞保护中起着次要作用。临床上，抗氧化剂治疗对不育症男性的治疗效果在几项随机试验中显而易见。有研究发现，在精索静脉结扎术后，精浆中的抗氧化能力显著提高，且与 DNA 损伤的显著减少相关。

抗氧化剂对精子发生过程的保护作用是明确的，这种保护作用在一种天然抗氧化剂（芹菜素）实验中得到证实。芹菜素减轻了热诱导的睾丸损伤，并减少了精 VC 小鼠的细胞凋亡。因此，芹菜素可作为睾丸热损伤退行性效应的有效抑制剂。该发现促使业内继续寻找新的治疗方法，以改善 VC 患者慢性睾丸热损伤的退行性效应。

三、DNA 损伤

VC 可能与精子 DNA 碎片率升高有关，这种精子病理学可能是由 VC 诱发的氧化应激介导的。国外有研究发现，VC 结扎术后，患者精子核 DNA 的完整性得到改善，这种改善与自然妊娠和辅助生殖技术妊娠率的提高有关。

精子DNA损伤对妊娠、胚胎发育及后代健康的影响是一个值得关注的问题，精子DNA碎片率可作为评估VC患者病情和疗效的指标。

四、细胞凋亡

细胞凋亡在VC的病理生理学机制中起重要作用。在VC患者的睾丸组织和射出精的精子中，均发现细胞凋亡水平升高。过量的ROS等因素也可以促进细胞凋亡。

神经细胞凋亡抑制蛋白（neuronal apoptosis inhibitory protein，NAIP）和存活蛋白是2种抑制细胞凋亡的蛋白质。在诱发VC的大鼠中，这些蛋白质的表达显著降低，伴有精子发生低下。在诱导大鼠VC之前使用PDRN可以拮抗这些作用。PDRN可能会成为加速VC患者术后精子恢复的治疗选择，也可能会作为一种治疗方式来减少VC诱导的细胞凋亡。

五、遗传因素

部分VC患者存在染色体异常或Y染色体微缺失，与精子发生相关的基因变异、表达变化及基因多态性，以及精子线粒体DNA异常等遗传学异常。

研究表明，染色体异常和Y染色体微缺失可能是VC患者出现严重睾丸功能低下的原因。检查发现，VC患者的遗传缺陷可以指导治疗和评估预后，避免不必要的手术。精索静脉结扎手术不能纠正遗传学异常引起的睾丸功能低下。

在VC患者中，热休克蛋白表达降低、凋亡基因和蛋白质介质表达增加会导致精子受损，还可能引起细胞凋亡。一些研究观察到各种保护性基因在VC术后表达增加。研究表明，VC患者的基因多态性可能会增加对ROS的易感性，且对精索静脉结扎术的结果产生负面影响。研究发现，精子线粒体DNA中的缺失和多态性可导致精子活力和生育力下降。在VC患者中，需要应用适当的检查来识别遗传缺陷，因为其有助于预测预后并指导治疗方法的选择。

六、双侧精索静脉曲张患者独特的差异表达蛋白

虽然单独的左侧VC最常见，但是静脉造影显示，84%~86%的VC患者存在双侧静脉回流异常。

功能性蛋白质组学分析可以提供与双侧VC相关的男性不育病理生理机制的相关信息。差异表达的蛋白质（differentially expressed proteins，DEP）是与可育男性相比的，双侧VC患者表达不同的蛋白质。蛋白质组学分析鉴定出73种DEP，其中7种蛋白质对双侧VC患者是独有的，8种是可育男性独有的，其余58种蛋白质在二者中的表达量不同。与可育男性相比，在双侧VC患者的58种DEP中有一些为过度表达，其余为低表达。

研究显示，7种DEP与代谢过程、应激反应、氧化还原酶活性、酶调节及免疫有关。另外7种DEP涉及精子功能，如获能、运动和精子-透明带结合。未来还需要进一步的试验研究以证明DEP在双侧VC相关的男性生育能力中的作用。

七、炎症

为了阐明炎症在VC病理生理学中的作用，有学者研究了VC与炎症标志物水平升高之间的关系。平均血小板体积（mean platelet volume，MPV）、精浆上皮中性粒细胞激活肽-78（epithelial neutrophil activating peptide-78，ENA-78）和精液IL-1β是炎症的

实验室指标。与可育男性相比，VC患者中这些标志物水平显著升高。研究发现，VC不育男性的ENA-78升高后，精子的运动性下降，而在VC切除术后，升高的MPV趋于下降。

对于VC引起的不育，中性粒细胞产物是潜在的诊断生物标志物和治疗靶点。作为IL-1β拮抗剂的阿那白滞素抑制诱导的氧化应激可随后抑制大鼠睾丸中的白膜、生殖细胞、曲细精管和间质中的组织学损伤。

八、其他因素

精子发生是依赖睾酮的过程，激素失衡可能是精子受损的原因。许多研究证实，VC患者的血清睾酮水平降低，并且证实VC修复后，Leydig细胞功能得到改善。精子发生受损与不育男性睾丸中的瘦素水平升高有关。在VC患者中，瘦素在生精细胞中的表达可显著升高。

还有研究发现，在VC患者中，间质恶化的特征是Leydig细胞增殖，管状基底膜、间质血管壁和间质组织中的胶原沉积，肥大细胞表达的胰蛋白酶和糜蛋白酶可能与睾丸纤维化和精子发生受损有关。值得关注的是，VC手术可改善睾丸组织学。

在诱发VC的大鼠中，促炎细胞因子TNF-α、CD45、CD3g和CD3d的mRNA水平的提高可以诱导正常睾丸的血-睾屏障和免疫屏障的渗透性改变。此外，VC患者支持细胞中E-钙黏蛋白和α-连环蛋白的表达降低是血-睾屏障受损的证据。VC诱导的对精子抗原的免疫反应可预示生育潜能。

九、展望

了解VC的病理生理学，有助于开展VC的相关研究。新型诊断技术的临床转化应用有可能提供更精确的诊断,并可以指导靶向特异性治疗。ROS/OS等代谢生物标志物的测试和精子DNA碎片率检测的标准化对目前的诊断措施可以起到有益的补充作用。热休克蛋白和DEP的标记、精确诊断的遗传异常可以提供预后信息并指导适当的治疗。目前实验研究的重点旨在消除VC大鼠/小鼠引起的睾丸损伤的潜在特异性疗法,如VEGF和PDRN有望消除VC诱导的瘀滞,改善热应激,并减少细胞凋亡。将来,可能会制定出新的治疗方法,并为患者提供更合适的治疗选择。

(涂响安 刘贵华 邓春华)

第二节 精索静脉曲张与循证医学

随着社会的发展,医学模式从传统的生物医学模式向"生物-心理-社会"医学模式转变,对身心变化、社会关系等与疾病发生相关的因素日益受到重视。随着科学技术的发展,临床医学模式也从传统的经验医学转变为循证医学。

循证医学的出现,极大促进了疾病的诊断和治疗向着更有益的方向发展。VC是男性常见病和多发病。国外流行病学研究发现,在年轻男性人群中,VC的发病率约为15%,在男性不育患者中的发病率达25%~35%。国内早期流行病学调查研究发现,VC在男性青少年中的发病率为19.8%。因此,对VC患者的诊断和治疗,是泌尿男科医师经常面对的问题之一。

VC的诊断和治疗有基于最新循证医学研究而达成的标准,如最新的欧洲泌尿外科协会(European Association of Urology,EAU)指南、美国泌尿外科协会(American Urological Association,AUA)指南及我国相关的泌尿外科或男科疾病诊断治疗指南等。然而,最新的循证医学研究并不是最终的循证医学研究，对VC的诊断和治疗仍然存在一些争议性的问题。

例如，广大患者比较关心的，同时也是VC患者主要临床症状之一的男性不育，便是一个争议性的问题。在VC合并男性不育的患者中，哪些患者应该接受手术治疗、应该选择什么样的手术方式、手术治疗效果如何等问题，是10余年来一直存在的争议。得益于循证医学的发展，最新研究分析表明，临床型VC患者，合并少/弱精子症或不育症状持续2年及以上，或者合并其他原因不能解释的男性不育症状，应接受手术治疗。然而也有研究指出，并非所有的患者都能从手术治疗中获益，如在青少年VC患者中，与未接受手术治疗的患者相比，接受手术治疗的患者在成年后的精液质量和配偶妊娠率等指标上并不存在明显的差异。因此，在手术时机的选择、适合手术治疗患者的选择等方面仍存在争议。

目前对VC不同外科治疗方法的治疗效果也存在一些争议。VC的外科治疗包括手术治疗和介入治疗，手术治疗包括传统的经腹股沟途径、经腹膜后途径、经腹股沟下途径精索静脉结扎术，显微腹股沟途径或腹股沟下途径精索静脉结扎术，以及腹腔镜精索静脉结扎术等。有研究发现，其中多数手术方式的治疗效果相近，主要在术后并发症的发生率、术后复发率等方面存在差异。然而最新的循证证据表明，显微腹股沟下途径精索静脉结扎术与其他手术方式相比，术后并发症的发生率、复发率更低，在术后精液改善率、患者配偶妊娠率、患者术后伤口恢复时间等方面均存在明显优势。但目前相关的随机对照临床研究数量较少，因此，目前在对不同外科治疗方式的选择及不同外科治疗方式的疗效上仍然存在一些争议，还需要进一步的多中心RCT研究来证实。我国相关的专家共识推荐，临床上在选择手术方式时，应综合考虑患者的疾病状况、医院条件、术者的经验和擅长之处及患者意愿等因素，做出合理的选择。

目前对VC的基础和临床研究均已取得一定的进展，但仍面临很多问题。因此，正如David Sackett所说，临床诊断治疗的决策必须建立在目前最好的科研证据、临床专业知识及患者意愿等方面相结合的基础上。这就指导临床医师在实际工作中面对VC患者时，不仅要结合目前的临床专业知识，更要结合最新的循证医学研究证据及患者的实际情况，做出对患者最有益的临床决策，同时也要不断地学习、研究和总结，不断地完善和更新循证医学研究结果。

（廖勇彬　张亚东　孙祥宙）

第三节　亚临床型精索静脉曲张

一、定义

亚临床型VC是指在静息状态或做Valsalva试验时都不能看到或触到蔓状静脉丛，但精索内静脉有反流，通过辅助检查（如多普勒超声检查等）能够诊断的VC。

二、对生育的影响

有关亚临床型VC对生育的影响目前仍未有充分的证据。Hallak的研究显示，双侧亚临床型VC会影响精子前向运动力和正常的形态，但对精子浓度没有显著影响。Chen的研究显示，如果亚临床型VC患者伴有睾丸动脉阻力指数（RI）>0.55 ml/s、脉冲指数（PI）>0.99 ml/s、睾丸体积<27 ml、阴囊温度>34.9 ℃及精索静脉反流速度峰值（PRF）>29 cm/s，则发生生育力低下的概率会比较高。Garcia-Peiro 等则认为，亚临床型 VC 患者的精子 DNA 碎片水平与临床型 VC 患者相当，但 Ni 等的研究却发现，亚临床 VC 对精子 DNA 碎片指数并没有显著影响。

三、诊断

亚临床型 VC 患者在静息状态或做 Valsalva 试验时都不能看到或触及曲张的精索静脉。

改良的温度记录法和闪烁扫描术曾被用以诊断亚临床型 VC，但由于其技术的不确定性及缺乏诊断标准，使这些技术很难被广泛应用。

彩色多普勒超声检查对亚临床型 VC 的诊断具有重要价值，其诊断的敏感度及特异度均较高。目前国内外在有关 VC 的彩色多普勒超声诊断方面还缺乏统一的标准，国内普遍认同的诊断亚临床型 VC 的彩色多普勒超声参考标准为：平静呼吸时精索静脉的最大内径（DR）为 1.8～2.1 mm；Valsalva 试验时出现反流，反流时间（TR）为 1～2 s（推荐）。

彩色多普勒超声的应用使临床可以诊断出更多的亚临床 VC 患者，目前欧洲泌尿外科协会（EAU）建议在对 VC 患者进行触诊后行彩色多普勒超声检查，但美国生殖医学会（American Society of Reproductive Medicine，ASRM）和美国泌尿外科协会（AUA）均不建议对精索静脉触诊无异常的患者常规行阴囊超声检查。

四、治疗

对于亚临床型 VC 患者的药物治疗可以参考临床型 VC 患者

的药物治疗方法。国外有研究显示，黄酮类药物能延缓亚临床型VC向临床型VC进展。对于有疼痛症状的亚临床型VC患者，一般建议先采取药物保守治疗。

对于有精液异常的亚临床VC患者是否需要手术治疗，目前国内外均存在争议。最近一项荟萃分析对有关亚临床型VC手术治疗的7项随机对照临床研究进行了综合分析，结果显示，亚临床型VC手术治疗可提高精子前向运动活力，而患者的妊娠率没有明显提高。其中的3项随机对照研究针对左侧亚临床型VC患者进行手术治疗，结果均显示，治疗组与对照组在精液质量和妊娠率上没有显著差别。其余4项随机对照研究针对左侧临床型合并右侧亚临床型VC患者进行手术治疗，其中2项研究认为，双侧手术与单纯左侧手术在精液质量和妊娠率的提高上无显著差异，但另外2项研究认为，双侧手术比单纯左侧手术在精液质量和妊娠率的提高上有更好的效果。值得注意的是，在这7项研究中，6项研究采取的都是精索静脉高位结扎术，只有1项研究采取了腹股沟精索静脉结扎术，并且不是显微术式。在其他研究中，也有学者应用显微术式或栓塞术式对亚临床型VC患者进行手术治疗并取得较好的效果，但这些研究因为不是随机对照研究而缺乏说服力。

因此，关于亚临床型VC的治疗还需要更完善的试验设计及针对不同手术方法及治疗效果的研究。目前国内外指南对于亚临床型VC患者，一般不推荐手术治疗，但对于一侧为临床型而另一侧为亚临床型的VC患者，在有手术指征时，可选择行双侧手术治疗。

（余敬威　周明宽　韩从辉　涂响安）

第四节 青少年精索静脉曲张

VC是青少年男性常见的可通过外科手术治疗的男科疾病之一。本病在青春期前的患病率为9%~26%。国内报道，6~19岁青少年的VC总患病率为10.76%。在VC患者中，约90%为左侧VC，约10%为双侧VC，仅表现为右侧VC者极为少见。大部分青少年VC患者没有明显的临床症状，多数患者是在进行体格检查时才发现本病的。

有学者认为青少年VC可导致睾丸生长障碍，使精液质量降低，最终导致不育，而修复VC可以阻止甚至逆转这一进程，因此应尽早行手术治疗。也有学者持反对意见，认为青少年VC患者的精子浓度及前向运动精子数量并没有随年龄的增长而呈进行性恶化趋势，且睾丸萎缩指数<15%时，患侧睾丸可以在2~3年出现追赶性生长。对于外科医师来说，识别出那些存在成年后不育风险的患者并及时对其进行手术干预是最主要的任务。因此，目前关于青少年VC的手术指征还没有统一的定论，获得较多共识的是，当青少年VC患者存在以下情形时，应行手术治疗。

一、精索静脉曲张引起患侧睾丸体积明显缩小

睾丸体积缩小程度可以通过睾丸萎缩指数来衡量，可以使用游标卡尺测量患病儿童的双侧睾丸长度、宽度及厚度。睾丸容积的计算公式：睾丸容积（ml）=睾丸长度（cm）×宽度（cm）×厚度（cm）×0.71。在测得睾丸容积的同时可计算睾丸萎缩指数（AI），萎缩指数=（右侧睾丸容积－左侧睾丸容积）/右侧睾丸容积×100%。研究表明，睾丸萎缩指数与精液质量呈负相关。当

睾丸萎缩指数＞20%时，往往预示精液质量可能存在问题，此时应积极给予患者手术干预。

二、Ⅱ度或Ⅲ度精索静脉曲张

在Ⅱ度或Ⅲ度VC患者中，70%的患者存在左侧睾丸缩小，出现双侧睾丸体积不对称。而Ⅱ度VC对睾丸体积的影响与Ⅲ度VC没有显著差异。有研究表明，在Ⅱ度或Ⅲ度VC患者中，接受手术治疗患者的睾丸萎缩指数可以得到显著改善，其原因可能是手术后消除了对睾丸生长的影响因素，睾丸得以加速生长。另外，方面，VC的临床分度越高，手术后精液质量的提高程度通常越显著。

三、睾丸生精功能下降

对于青少年VC患者来说，由于生理、伦理方面的问题难以取得其精液标本，因此无法直接评价其生育功能，只能以间接的方法来评价VC对青少年将来生育的影响。为评估青少年患者的睾丸生精功能，建议行血清总睾酮检查，有条件的单位还可行血清游离睾酮或生物活性睾酮检测。另外，有研究认为，卵泡刺激素（follicle stimulating hormone，FSH）、黄体生成素（luteinizing hormone，LH）与青少年VC患者的睾丸生精功能相关性较高，可用于评价其睾丸生精功能。血清FSH是评价睾丸生精功能较好的指标，较低的血清FSH水平提示较好的睾丸生精功能，也预示较好的治疗效果。另有研究显示，血清抑制素B相对于FSH来说，能更准确地评价睾丸生精功能，可以作为预测术后生精功能改变的指标。

四、精索静脉曲张引起较严重的症状

VC患者的症状可表现为坠胀感、钝痛等，当这些症状较严重时，保守治疗的疗效不确切，而手术治疗可以有较好的效果。尽管目前尚无针对手术治疗能否缓解青少年VC患者疼痛的研究，但有研究表明，手术治疗对缓解成人VC患者的疼痛症状是有效的。一项荟萃分析表明，通过手术治疗，VC患者疼痛的缓解率为61%～100%，其中多数研究显示缓解率＞85%。根据一项前瞻性研究，130例存在疼痛症状的VC患者在接受手术治疗后，109例患者（83.8%）的疼痛症状得到完全缓解，7例患者（5.4%）的疼痛症状得到部分缓解，仅有14例患者（10.8%）的症状无缓解。

五、双侧精索静脉曲张

有研究表明，在青少年VC患者中，部分患者同时存在右侧精索静脉反流，其中超过50%的患者可诊断为双侧VC。目前虽然不建议对右侧亚临床型VC患者进行手术治疗，但对双侧VC患者进行手术干预是必要的。与单侧VC相比，双侧VC患者术后精液质量的提高程度更为明显，配偶的自然妊娠率也更高。

对于儿童期及青少年期的VC患者，应积极寻找有无原发疾病，如左肾静脉或腔静脉瘤栓阻塞、肾肿瘤、腹膜后肿瘤、盆腔肿瘤、巨大肾积水或肾囊肿、异位血管压迫等。在考虑行手术治疗、把握手术指征时，应加强与患者的沟通，充分尊重患者的治疗意愿。

（赵善超　方　平）

第五节 复发性精索静脉曲张

一、定义

复发性精索静脉曲张（VC）的定义为手术6个月后再次发生的VC，而不是在3~6个月发生。手术是治疗VC的有效方法，但是术后复发是常见的并发症之一。复发率的差异很大，可能取决于正在研究的人群（如青春期 vs. 成年人）、初始手术指征（如睾丸萎缩 vs. 不孕不育 vs. 疼痛）、初始VC的程度（如亚临床 vs. 临床）、采用的手术方式（如开腹 vs. 腹腔镜 vs. 经皮）、复发的定义（如临床 vs. 亚临床）及随访期等因素。目前的多项临床研究显示，开放式显微镜下经腹股沟或经腹股沟下VC手术的术后复发率最低。

二、病因学与流行病学

VC的手术治疗方式至少有8种，目前最常用的3种手术方式为显微精索静脉结扎术、腹腔镜精索静脉结扎术和开放精索静脉结扎术。显微精索静脉结扎术并发症的发生率和VC复发率要少于其他7种，但仍有0.6%~1.4%的患者会复发。其他手术包括顺行或逆行栓塞或硬化治疗、开放高位或低位结扎、腹腔镜下精索静脉结扎，其复发率为5.9%~25.0%。

一些手术因素与VC术后复发有关。与手术相关的复发原因主要包括：①精索静脉分支未完全结扎。一些学者将存在侧支静脉的VC称为异常VC（aberrantly fed VC，AFV），他们认为术后复发主要源于AFV和侧支静脉结扎失败。②术中发生精索静脉痉挛导致漏扎。由于术中的牵拉和刺激，导致术中精索小静脉缺血，从而导致漏扎。③静脉阻塞性病变的发生。静脉阻塞性病变通常发生在下腔静脉、髂总动脉、髂内动脉和外周静脉，可能会导致VC复发。④术中错误结扎下腹部静脉。下腹部静脉位于深腹股沟环中，靠近精索静脉，可能导致下腹部静脉误扎。⑤结扎位置过低导致漏扎。精索静脉自腰5平面以下分支为1～5支，当结扎位置过低时，若未采用显微镜下精索静脉结扎，由于精索静脉分支较多，可能会导致漏扎。

其他影响VC术后复发的因素：①研究人群（青春期或成人）；②初次干预指征（症状、睾丸萎缩、不孕不育或疼痛不适）；③初次干预时的严重程度（亚临床症状或临床症状）及复发的定义（临床复发或亚临床复发）；④随访期限。最近的一项荟萃分析表明，在随访时间为4～12个月的研究中，腹腔镜精索静脉结扎术的平均复发率为17.2%，显微精索静脉结扎术的平均复发率为1.9%，开放手术的平均复发率为13.7%。而更长的随访时间与更高的复发率相关。

VC术后复发的非手术原因主要为存在额外的静脉反流。既往一项研究对19例VC术后复发患者进行了左髂静脉造影，均发现了内精索静脉。腹股沟附近的性腺静脉重复往往是VC术后复发最主要的非手术原因。一项研究对精索静脉额外反流做了分型（图9-5-1），且大部分（66%）复发患者为Ⅲ型分流。另外，体重指数（body mass index，BMI）也可能是影响VC复发的独立因素。一项研究通过逻辑回归模型表明，BMI评分升高1分，可以使VC复发风险增加1.25倍。

一项研究对15例复发性VC患者进行了血管造影，并根据随访结果得出VC的平均复发时间为5.30个月（0.75～13.00个月）。Niedzielski等在VC手术中建议使用术中静脉造影降低复发率，他们通过静脉造影检测到21例（12%）患者未结扎血管，并对其进行了修复。

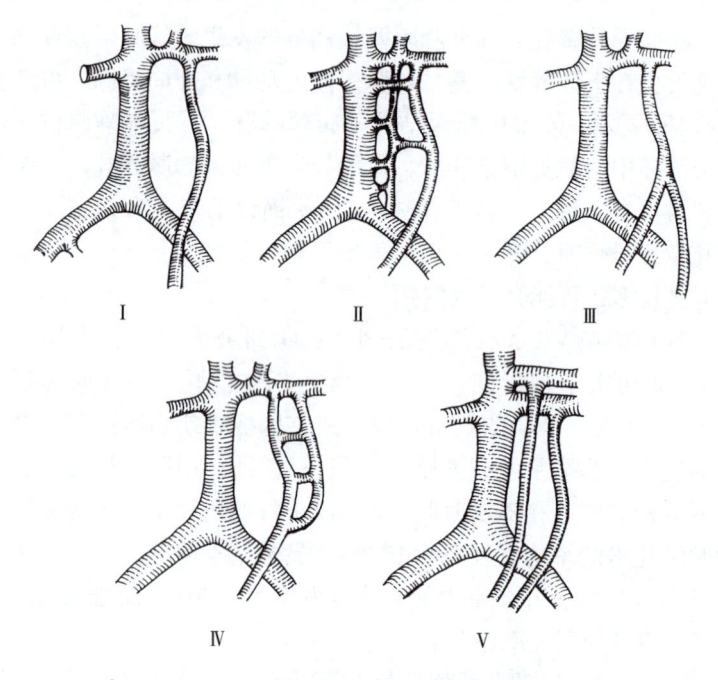

图 9-5-1 精索静脉周围额外反流分型

注：Ⅰ.精索静脉无周围额外反流；Ⅱ.精索高位及低位多发侧支静脉；Ⅲ.精索低位侧支静脉；Ⅳ.精索高位侧支静脉；Ⅴ.重复精索静脉。

三、诊断

复发性VC分为临床复发和亚临床复发2种。临床复发指再次产生原有症状或新发VC其他症状，并通过辅助检查明确诊断；亚临床复发指无临床症状，通过辅助检查仍可见精索静脉有明显的反流现象。

VC复发的诊断包括体格检查和辅助检查。目前判断VC复发的主要标准为精索彩色多普勒超声检查，但是这项检查与超声医师的水平直接相关，尤其是无临床症状的亚临床复发。精索静脉造影是诊断VC最可靠的方法,其中选择性精索静脉造影的效果最佳,尤其是术中精索静脉造影可以有效发现侧支静脉并充分结扎,以达到最佳手术效果。但是选择性精索静脉造影的价格不菲,且需要专门的设备,这就明显提高了VC的手术成本,在一些地方难以广泛开展。有研究建议,术后第1天即可采用彩色多普勒超声观察Valsalva动作诱导的精索静脉反流情况,以验证手术是否成功,可将其作为判断VC复发的指标。

四、治疗

目前对复发性VC的治疗尚无统一标准,只有少量的经验性报道,而且缺乏随机对照试验的支持。

1. 继续观察 应明确VC术后复发的诊断标准,严格掌握再次手术的指征。一旦出现在VC术后是否复发方面容易混淆的情况,应仔细分析病情,以便为后续治疗做出合理的选择。一旦发生误判而选择再次手术,患者不仅不能解决其原始诉求,而且会使局部血液循环受到进一步破坏而加重局部充血、水肿及鞘膜积液,甚至还会出现明显的坠胀、不适感等症状,使整体病情加重,更加不利于康复,后果也会很严重。对于难以判断的患者,建议观察、等待并进行对症处理,可能会使"假象"复发者的局部解剖和功能状态得到改善,有助于进一步的准确判断。常用方法是尽量减少一切增加腹压的行为方式,配合使用改善血液循环及抗氧化应激药物,同时配合局部物理疗法,有助于改善局部血液循环状态。因此,术后应观察3~6个月再综合判定精索静脉的情况。

2. 手术治疗 VC复发的主要原因是初次手术时漏扎分支静脉。虽然由提睾肌血管或睾丸引带静脉导致复发是可能的,但目前的研究不支持这些静脉在大多数患者复发中的作用。涉及复发性VC的许多分支分布在腹股沟下水平以上，这可能是腹股沟下手术通常具有最低的VC复发率的原因。VC术后复发的再次手术指征：①观察有明确的复发征象（与体位相关的VC及血液反流）；②患者的原始症状或体征（如疼痛不适、精液质量异常等）仍然存在且无改善。

VC复发的手术方式主要有以下3种：①开放精索静脉结扎术。既往一项研究对54例术后VC复发患者再次行重复精索静脉结扎术治疗，并随访24周，未见再次复发情形的发生。另一项研究对23例术后复发患者行重复精索静脉结扎术治疗，随访1年，有2例患者再次复发，再复发率为8.8%。②静脉硬化治疗。一项研究对49例复发患者进行顺行硬化治疗，有2例患者再次复发，再复发率为4.1%。另一项研究则统计了25例VC复发患者的硬化治疗结果，有96%的患者出现精液质量的提高，并未发现再复发者。③腹腔镜下精索静脉结扎术。有学者介绍了单孔腹腔镜下精索静脉结扎术对复发性VC的治疗效果，手术时间和出血量均明显减少，围手术期并发症的发生率和VC的再复发率也低于开放腹膜后精索静脉结扎术。

由于对复发性VC的治疗尚无相关的随机对照试验，目前无法确定复发性VC的理想治疗方案。应注意在静脉造影的基础上，从不同部位行二次手术对精索静脉进行再结扎、栓塞或硬化治疗，避免从原途径入路而增加手术难度及手术风险。

（韩从辉　涂响安）

第六节　胡桃夹综合征

胡桃夹综合征也称"胡桃夹现象（nutcracker phenomenon，

NCP)"或"左肾静脉压迫综合征(left renal vein entrapment syndrome)",是指左肾静脉在汇入下腔静脉的行程中,穿过腹主动脉和肠系膜上动脉之间的夹角,或腹主动脉和脊柱之间的间隙,因受到挤压而引起血尿、蛋白尿、腰腹痛、VC等一系列症状的疾病。1950年,EL-Sadr和Mina首先描述了左肾静脉受压的表现。1972年,De首次报道了胡桃夹综合征可引起左肾出血,并通过膀胱镜检查和分侧留取尿液证实了这一现象。此后,随着临床检查方法的改进,胡桃夹综合征的检出率逐渐呈上升趋势。

一、发病机制

大多数情况下,肠系膜上动脉从腹主动脉处约呈直角(80°~100°)发出,向下走行时肠系膜上动脉和腹主动脉之间的夹角为45°~60°,两者之间填充有脂肪、淋巴结、神经纤维丛等,因此,左肾静脉穿行于腹主动脉和肠系膜上动脉之间时不易受压,但在以下异常情况时,左肾静脉会受到压迫:①先天性左肾静脉位置异常;②肠系膜上动脉起始部填充组织减少,发出方向偏向下方;③腹腔内脏器下垂,尤其在直立位时,腹腔脏器因重力下垂而牵拉肠系膜上动脉,导致左肾静脉受压;④青春期生长过快,脊柱过度伸展导致左肾静脉受压;⑤神经纤维丛和纤维组织包绕左肾静脉导致其受压;⑥左肾窝深度过大,向后牵拉左肾静脉,从而受到腹主动脉压迫。

根据左肾静脉穿行的间隙不同,可将胡桃夹综合征分为2种类型:左肾静脉从腹主动脉和肠系膜上动脉之间穿过时受到压迫,称为前胡桃夹综合征;左肾静脉从腹主动脉和脊柱之间穿过并受压于腹主动脉和椎体时,称为后胡桃夹综合征。后胡桃夹综合征本身是一种较为常见的左肾静脉解剖异常,据报道,在普通人群中异位左肾静脉的发病率为1.0%~3.2%。

二、病理生理

1. 血尿 发生血尿的可能原因：①左肾静脉受挤压后扩张淤血，左肾静脉系统压力升高，淤血的静脉系统和尿收集系统发生异常交通；②肾盏穹窿部静脉壁变薄、破裂；③肾盏穹窿部黏膜炎症、水肿引起非肾小球性出血；④左肾静脉淤血时，黏膜下静脉窦内压力上升导致破裂出血。

2. 蛋白尿 目前对发生蛋白尿的具体原因尚不清楚，一般认为蛋白尿的发生与血尿的发生原因大致相同，即左肾静脉受压、静脉系统淤血、蛋白滤出增加及重吸收减少。

3. 直立调节障碍 直立调节障碍为儿童期常见的症状，患儿晨起或直立后出现头晕、心慌、恶心、胸闷等，症状严重者可影响正常的生活和学习。其发病机制可能与患儿血管舒缩介质分泌失调有关，导致患儿在直立位时，下肢静脉系统收缩反射迟缓，回心血量减少，心输出量减少，引起大脑一时性供血不足，从而引发一系列症状。

4. 慢性疲劳综合征 慢性疲劳综合征为一种非持续性劳动所致，不能解释原因的持续或反复性慢性疲劳，患儿一般不能坚持上学。其发病机制可能是肾静脉受压后，肾内血管床扩张、充血，从而影响肾素-血管紧张素-醛固酮系统所致，同时由于肾静脉受压，使肾上腺静脉回流受影响，使交感神经、儿茶酚胺水平等发生改变。

5. 精索静脉曲张 由于左侧精索静脉呈直角回流入左肾静脉，当左肾静脉发生回流障碍时，左侧精索静脉即可发生曲张。VC是男性不育的主要原因之一，在成年男性中约40%的原发性不育患者及80%的继发性不育患者患有VC。多数学者认为，VC可通过一些机制影响精子的生成。

三、诊断和治疗

胡桃夹综合征的诊断和治疗均无统一标准。彩色多普勒超声检查是诊断本病的重要手段，根据左肾静脉受压段与扩张段的直径和血流速度、肠系膜上动脉与腹主动脉夹角可以确认有无胡桃夹现象。CT检查可以直观地了解左肾静脉周围的解剖关系和受压情况。在排除结石、肿瘤、先天畸形等疾病后，结合临床症状和影像学检查才可以诊断胡桃夹综合征。目前多数情况下被临床认可的简单而实用的诊断标准为平卧位左肾静脉最宽处/最窄处＞3，站立位左肾静脉最宽处/最窄处＞5，站立位最窄处峰值静脉压＞5 mmHg，符合其中2项即可诊断为胡桃夹综合征。

胡桃夹综合征的治疗包括保守治疗、手术治疗及血管介入治疗。随着患者年龄的增长，肠系膜上动脉与腹主动脉夹角处脂肪和结缔组织的增加或侧支循环的建立，使左肾静脉受压程度得到缓解，淤血状态得到改善，症状同时会得到缓解，因此，对于青少年胡桃夹综合征患者，多数学者主张保守治疗。

目前对手术治疗的指征仍存在争议。一般认为，经过2年以上观察或对症治疗，临床症状无缓解或加重，或者有肾功能损害及出现并发症的患者，如腰酸、头晕、乏力者，应考虑手术治疗。传统的开放手术（如肠系膜上动脉移位吻合术、左肾静脉移位术）是治疗胡桃夹综合征常用的手术方法，但存在创伤大、恢复慢、术后并发症多等缺点。腹腔镜下左肾血管重建术（包括左肾静脉移位术和分流术）也是治疗胡桃夹综合征的方法，Hartung等于2009年首次报道采用腹腔镜下左肾静脉移位术治疗1例胡桃夹综合征患者，术后患者的血尿症状消失。但该术式对在腹腔镜下完成血管重建的技术要求高，手术难度大，出血风险大，因此迄今为止，例数仍不多。另外，也有行腹腔镜下左肾静脉外支架术获得满意疗效的报道，但严格手术指征下合适病例的选择是手术成功的前提条件。

左肾静脉支架置入术创伤小，术后可立即纠正左肾静脉高压，但有发生支架管脱落、变形、再狭窄及血栓形成等并发症的可能性。随着支架材料的发展及改进，相关并发症的发生率会有所降低，因此，血管介入有望成为治疗胡桃夹综合征的理想方法。

对于胡桃夹综合征所引起的VC的治疗，目前尚无统一意见。由于长期VC可能会影响睾丸生精功能，因此有专家认为出现以下情况时需要考虑手术治疗：VC导致明显的相关症状，如阴囊坠胀、不适等；Ⅱ～Ⅲ度VC；精液质量下降（成人）或左侧睾丸体积低于对侧20%（青少年）；性激素异常。

需要注意的是，对于青少年而言，目前还没有找到一种可靠的预测指标来判断患者将来的生育能力，过度治疗会造成医疗资源的浪费，而延误病情又会对患者的健康造成不可弥补的伤害。总体而言，如果存在睾丸总体积异常或两侧睾丸体积相差20%以上、Ⅱ度以上VC、不适症状严重、精液质量异常（15岁以上或Tanner 5）及其他提示睾丸生精功能指标（如生殖激素）异常的情况，需积极考虑手术治疗。

手术方式有很多，精索静脉结扎术（高位、显微镜下）是临床最常用的手术方式。也有学者认为，静脉分流术（左精索内-腹壁下静脉）更适合胡桃夹综合征合并VC的患者。

（赵　亮　蓝儒竹　姚友生）

参 考 文 献

[1]　ABDEL-MEGUID T A. Predictors of sperm recovery and azoospermia

relapse in men with nonobstructive azoospermia after varicocele repair[J]. J Urol, 2012, 187 (1): 222-226.

[2] AGARWAL A, SHARMA R K, DESAI N R, et al. Role of oxidative stress in pathogenesis of varicocele and infertility[J]. Urology, 2009, 73 (3): 461-469.

[3] AGARWAL A, SHARMA R, DURAIRAJANAYAGAM D, et al. Spermatozoa protein alterations in infertile men with bilateral varicocele[J]. Asian J Androl, 2016, 18 (1): 43-53.

[4] AHMADI S, BASHIRI R, GHADIRI-ANARI A, et al. Antioxidant supplements and semen parameters: an evidence based review[J]. Int J Reprod BioMed, 2016, 14 (12): 729-736.

[5] COUGHLAN C, CLARKE H, CUTTING R, et al. Sperm DNA fragmentation, recurrent implantation failure and recurrent miscarriage[J]. Asian J Androl, 2015, 17 (4): 681-685.

[6] ALMEIDA C, CORREIA S, ROCHA E, et al. Caspase signalling pathways in human spermatogenesis[J]. J Assist Reprod Genet, 2013, 30 (4): 487-495.

[7] BENOFF S H, MILLAN C, HURLEY I R, et al. Bilateral increased apoptosis and bilateral accumulation of cadmium in infertile men with left varicocele[J]. Hum Reprod, 2004, 19 (3): 616-627.

[8] CHEN S S, HUANG W J, CHANG L S, et al. Attenuation of oxidative stress after varicocelectomy in subfertile patients with varicocele[J]. J Urol, 2008, 179 (2): 639-642.

[9] CHEN B, GUO J H, LU Y N, et al. Leptin and varicocele-related spermatogenesis dysfunction: animal experiment and clinical study[J]. Int J Androl, 2009, 32 (5): 532-541.

[10] CHO C L, ESTEVES S C, AGARWAL A. Novel insights into the pathophysiology of varicocele and its association with reactive oxygen

species and sperm DNA fragmentation[J]. Asian J Androl, 2016, 18 (2): 186-193.

[11] FERRAMOSCA A, ALBANI D, COPPOLA L, et al. Varicocele negatively affects sperm mitochondrial respiration[J]. Urology, 2015, 86 (4): 735-739.

[12] GAT Y, ZUKERMAN Z, CHAKRABORTY J, et al. Varicocele, hypoxia and male infertility. Fluid Mechanics analysis of the impaired testicular venous drainage system[J]. Hum Reprod, 2005, 20 (9): 2614-2619.

[13] GUIDO C, SANTORO M, DE AMICIS F, et al. Human sperm anatomy and endocrinology in varicocele: role of androgen receptor[J]. Reproduction, 2014, 147 (5): 589-598.

[14] ISHIKAWA T, FUJIOKA H, ISHIMURA T, et al. Expression of leptin and leptin receptor in the testis of fertile and infertile patients[J]. Andrologia, 2007, 39 (1): 22-27.

[15] KAHRAMAN C Y, TASDEMIR S, SAHIN I, et al. The relationship between endothelial nitric oxide synthase Gene (NOS3) polymorphisms, NOS3 expression, and varicocele[J]. Genet Test Mol Biomarkers, 2016, 20 (4): 191-196.

[16] KILINC F, KAYASELCUK F, AYGUN C E, et al. Experimental varicocele induces hypoxia inducible factor-1a, vascular endothelial growth factor expression and angiogenesis in the rat testis[J]. J Urol, 2004, 172 (3): 1188-1191.

[17] LIMA S B, CENEDEZE M A, BERTOLLA R P, et al. Expression of the HSPA2 gene in ejaculated spermatozoa from adolescents with and without varicocele[J]. Fertil Steril, 2006, 86 (6): 1659-1663.

[18] MIEUSSET R, GRANDJEAN H, MANSAT A, et al. Inhibiting effect of artifificial cryptorchidism on spermatogenesis[J]. Fertil Steril, 1985, 43 (4): 589-594.

[19] MORIELLI T, OcFLAHERTY C. Oxidative stress impairs function and increases redox protein modifications in human spermatozoa [J]. Reproduction, 2015, 149 (1): 113-123.

[20] OH Y S, JO N H, PARK J K, et al. Changes in inflammatory cytokines accompany deregulation of claudin-11, Resulting in Inter-Sertoli Tight Junctions in Varicocele Rat Testes [J]. J Urol, 2016, 196 (4): 1303-1312.

[21] RAO L, BABU A, KANAKAVALLI M, et al. Chromosomal abnormalities and y chromosome microdeletions in infertile men with varicocele and idiopathic infertility of South Indian origin [J]. J Androl, 2004, 25 (1): 147-153.

[22] SANTANA V P, MIRANDA-FURTADO C L, DE OLIVEIRA-GENNARO F G, et al. Genetics and epigenetics of varicocele pathophysiology: an overview [J]. J Assist Reprod Genet, 2017, 34 (7): 839-847.

[23] SHIRAISHI K, MATSUYAMA H, TAKIHARA H. Pathophysiology of varicocele in male infertility in the era of assisted reproductive technology [J]. Int J Urol, 2012, 19 (6): 538-550.

[24] SMIT M, ROMIJN J C, WILDHAGEN M F, et al. Decreased sperm DNA fragmentation after surgical varicocelectomy is associated with increased pregnancy rate [J]. J Urol, 2010, 183 (1): 270-274.

[25] TEK M, CAYAN S, YILMAZ N, et al. The effect of vascular endothelial growth factor on spermatogenesis and apoptosis in experimentally varicocele-induced adolescent rats [J]. Fertil Steril, 2009, 91 (5 Suppl): 2247-2252.

[26] WU Q F, XING J P, XUE W, et al. Influence of polymorphism of glutathione S-transferase T1 on Chinese infertile patients with varicocele [J]. Fertil Steril, 2009, 91 (3): 960-962.

[27] YAMANAKA K, FUJISAWA M, TANAKA H, et al. Significance

of human testicular mast cells and their subtypes in male infertility[J]. Hum Reprod, 2000, 15(7): 1543-1547.

[28] ZINI A, BUCKSPAN M, BERARDINUCCI D, et al. The influence of clinical and subclinical varicocele on testicular volume[J]. Fertil Steril, 1997, 68(4): 671-674.

[29] MAJZOUB A, SABANEGH E J. Symptomatic male with subclinical varicocele found on ultrasound evaluation[J]. Asian J Androl, 2016, 18(2): 313-314.

[30] HALLAK J. Asymptomatic male currently not desiring fertility with bilateral subclinical varicocele found on ultrasound evaluation and borderline semen analysis results[J]. Asian J Androl, 2016, 18(2): 315-316.

[31] CHEN S S. Significant predictive factors for subfertility in patients with subclinical varicocele[J]. Andrologia, 2017, 49(10). doi: 10.1111/and.12781.

[32] NI K, STEGER K, YANG H, et al. A comprehensive investigation of sperm DNA damage and oxidative stress injury in infertile patients with subclinical, normozoospermic, and astheno/oligozoospermic clinical varicocoele[J]. Andrology, 2016, 4(5): 816-824.

[33] GARCÍA-PEIRÓ A, RIBAS-MAYNOU J, OLIVER-BONET M, et al. Multiple determinations of sperm DNA fragmentation show that varicocelectomy is not indicated for infertile patients with subclinical varicocele[J]. Biomed Res Int, 2014, 2014: 181396.

[34] BELAY R E, HUANG G O, SHEN J K, et al. Diagnosis of clinical and subclinical varicocele: how has it evolved?[J]. Asian J Androl, 2016, 18(2): 182-185.

[35] 邓春华, 商学军. 精索静脉曲张诊断与治疗中国专家共识[J]. 中华男科学杂志, 2015, 21(11): 1035-1042.

[36] ZAMPIERI N, PELLEGRINO M, OTTOLENGHI A, et al. Effects of bioflavonoids in the management of subclinical varicocele [J]. Pediatr Surg Int, 2010, 26 (5): 505-508.

[37] KIM H J, SEO J T, KIM K J, et al. Clinical significance of subclinical varicocelectomy in male infertility: systematic review and meta-analysis [J]. Andrologia, 2016, 48 (6): 654-661.

[38] UNAL D, YENI E, VERIT A, et al. Clomiphene citrate versus varicocelectomy in treatment of subclinical varicocele: a prospective randomized study [J]. Int J Urol, 2001, 8 (5): 227-230.

[39] GRASSO M, LANIA C, CASTELLI M, et al. Low-grade left varicocele in patients over 30 years old: the effect of spermatic vein ligation on fertility [J]. Bju Int, 2000, 85 (3): 305-307.

[40] YAMAMOTO M, HIBI H, HIRATA Y, et al. Effect of varicocelectomy on sperm parameters and pregnancy rate in patients with subclinical varicocele: a randomized prospective controlled study [J]. J Urol, 1996, 155 (5): 1636-1638.

[41] GRASSO M, LANIA C, CASTELLI M, et al. Bilateral varicocele: impact of right spermatic vein ligation on fertility [J]. J Urol, 1995, 153 (6): 1847-1848.

[42] ELBENDARY M A, ELBADRY A M. Right subclinical varicocele: how to manage in infertile patients with clinical left varicocele? [J]. Fertil Steril, 2009, 92 (6): 2050-2053.

[43] CANTORO U, POLITO M, MUZZONIGRO G. Reassessing the role of subclinical varicocele in infertile men with impaired semen quality: a prospective study [J]. Urology, 2015, 85 (4): 826-830.

[44] SeO J T, KIM K T, MOON M H, et al. The significance of microsurgical varicocelectomy in the treatment of subclinical varicocele [J]. Fertil Steril, 2010, 93 (6): 1907-1910.

[45] JUNGWIRTH A, GIWERCMAN A, TOURNAYE H, et al. European Association of Urology guidelines on male infertility: the 2012 update[J]. Eur Urol, 2012, 62(2): 324-332.

[46] PRACTICE COMMITTEE OF THE AMERICAN SOCIETY FOR REPRODUCTIVE MEDICINE, SOCIETY FOR MALE REPRODUCTION AND UROLOGY. Report on varicocele and infertility: a committee opinion[J]. Fertil Steril, 2014, 102(6): 1556-1560.

[47] TISEO B C, ESTEVES S C, COCUZZA M S. Summary evidence on the effects of varicocele treatment to improve natural fertility in subfertile men[J]. Asian J Androl, 2016, 18(2): 239-245.

[48] ZAMPIERI N, CERVELLIONE R M. Varicocele in adolescents: a 6-year longitudinal and followup observational study[J]. J Urol, 2008, 180(4 Suppl): 1653-1656.

[49] MARMAR J L, KIM Y. Subinguinal microsurgical varicocelectomy: a technical critique and statistical analysis of semen and pregnancy data[J]. J Urol, 1994, 152(4): 1127-1132.

[50] WANG H F, SUN Y H, WANG L H, et al. Hypoxia-induced apoptosis in the bilateral testes of rats with left-sided varicocele: a new way to think about the varicocele[J]. J Androl, 2010, 31(3): 299-305.

[51] KEENE D J, FITZGERALD C T, CERVELLIONE R M. Sperm concentration and forward motility are not correlated with age in adolescents with an idiopathic varicocele and symmetrical testicular volumes[J]. J Pediatr Surg, 2016, 51(2): 293-295.

[52] KOLON T F, CLEMENT M R, CARTWRIGHT L, et al. Transient asynchronous testicular growth in adolescent males with a varicocele[J]. J Urol, 2008, 180(3): 1111-1114.

[53] PRESTON M A, CARNAT T, FLOOD T, et al. Conservative management of adolescent varicoceles: a retrospective review[J]. Urology, 2008,

72（1）：77-80.

[54] BONG G W, KOO H P. The adolescent varicocele: to treat or not to treat [J]. Urol Clin North Am, 2004, 31（3）：509-515.

[55] DIAMOND D A, GARGOLLO P C, CALDAMONE A A. Current management principles for adolescent varicocele [J]. Fertil Steril, 2011, 96（6）：1294-1298.

[56] BUTLER C, ELLSWORTH P. Contemporary approach to diagnosis, management, and treatment of varicocele in the adolescent [J]. Urol Nurs, 2014, 34（6）：271-280.

[57] MORI M M, BERTOLLA R P, FRAIETTA R, et al. Does varicocele grade determine extent of alteration to spermatogenesis in adolescents? [J]. Fertil Steril, 2008, 90（5）：1769-1773.

[58] PADUCH D A, NIEDZIELSKI J. Repair versus observation in adolescent varicocele: a prospective study [J]. J Urol, 1997, 158（3 Pt 2）：1128-1132.

[59] STECKEL J, DICKER A P, GOLDSTEIN M. Relationship between varicocele size and response to varicocelectomy [J]. J Urol, 1993, 149（4）：769-771.

[60] TANRIKUT C, GOLDSTEIN M, ROSOFF J S, et al. Varicocele as a risk factor for androgen deficiency and effect of repair [J]. BJU Int, 2011, 108（9）：1480-1484.

[61] KANEKO T, SASAKI S, YANAI Y, et al. Effect of microsurgical repair of the varicocele on testicular function in adolescence and adulthood [J]. Int J Urol, 2007, 14（12）：1080-1083.

[62] GUARINO N, TADINI B, BIANCHI M. The adolescent varicocele: the crucial role of hormonal tests in selecting patients with testicular dysfunction [J]. J Pediatr Surg, 2003, 38（1）：120-123.

[63] DADFAR M, AHANGARPOUR A, HABIBY A, et al. Pre-operative

serum level of inhibin B as a predictor of spermatogenesis improvement after varicocelectomy[J]. Urol J, 2010, 7 (2): 110-114.

[64] HAN D Y, YANG Q Y, CHEN X, et al. Who will benefit from surgical repair for painful varicocele: a meta-analysis [J]. Int Urol Nephrol, 2016, 48 (7): 1071-1078.

[65] ABD E M, ASKER W, ABBAS A, et al. Varicocelectomy to treat pain, and predictors of success: a prospective study[J]. Curr Urol, 2012, 6 (1): 33-36.

[66] GLASSBERG K I, KORETS R. Update on the management of adolescent varicocele[J]. F1000 Med Rep, 2010, 2: 25.

[67] KADYROV Z A, TEODOROVICH O V, ZOKIROV O O, et al. Bilateral varicocele: epidemiology, clinical presentation and diagnosis [J]. Urologiia, 2007, 3: 64-68.

[68] LIBMAN J, JARVI K, LO K, et al. Beneficial effect of microsurgical varicocelectomy is superior for men with bilateral versus unilateral repair[J]. J Urol, 2006, 176 (6 Pt 1): 2602-2605.

[69] EL-SADR A R, MINA E. Anatomical and surgical aspects in the operative management of varicocele [J]. Urol Cutaneous Rev, 1950, 54 (5): 257-262.

[70] DE SCHEPPER A. "Nutcracker" phenomenon of the renal vein and venous pathology of the left kidney[J]. J belge Radiol, 1972, 55 (5): 507-511.

[71] DAVIS C J, LUNDBERG G D. Retroaortic left renal vein: a relatively frequent anomaly[J]. Am J Clin pathol, 1968, 50 (6): 700-703.

[72] REIS R H, ESEN T G. Variations in the pattern of renal vessels and their relation to the type of posterior vena cava in man [J]. Am J Amat, 1995, 104: 295-318.

[73] GENC G, OZKAYA O, BEK K, et al. A rare cause of recurrent hematuria

in children: nutcracker syndrome[J]. J Tropic Pediatrics, 2010, 56(4): 275-277.

[74] JODORKOVSKY R, MILMAN E. A child with recurrent gross hematuria caused by the nutcracker syndrome lessons learned[J]. Clinic Pediatrics, 2012, 51(3): 291-293.

[75] KIM H H, GOLDSTEIN M. Adult varicocele[J]. Curr Opin Urol, 2008, 18(6): 608-612.

[76] SAKAMOTO H, OGAWA Y, YOSHIDA H. Relationship between testicular volume and varicocele in patients with infertility[J]. Urology, 2008, 71(1): 104-109.

[77] SAKAMOTO H, SAITO K, OGAWA Y, et al. Effects of varicocele repair in adults on ultrasonographically determined testicular volume and on semen profile[J]. Urology, 2008, 71(3): 485-489.

[78] TAKEBAYASHAI S, UEKI T, IKEDA N, et al. Diagnosis of nutcracker syndrome with colour Doppler sonography: correlation with flow patterns on retrograde left renal venography[J]. Am J Roentgenol, 1999, 172(1): 39-43.

[79] 郑哲岚, 童紫莺, 牟芸, 等. 超声对胡桃夹现象诊断标准的探讨[J]. 中华超声影像学杂志, 2004, 13(5): 363-365.

[80] TANAKA H, WAGA S. Spontaneous remission of persistent severe haematuria in an adolescent with nutcracker syndrome: seven years observation[J]. Clin Exp Nephrol, 2004, 8(1): 68-70.

[81] HARTUNG O, BARTHELEME P, BERDAH S V, et al. Laparoscopy-assisted left ovarian vein transposition to treat one case of posterior nutcracker syndrome[J]. Ann Vasc Surg, 2009, 23(3): 413.e13-413.e16.

[82] 王声政, 张雪培, 陶金, 等. 后腹腔镜下左肾静脉外支架术治疗胡桃夹综合征的疗效分析[J]. 中华泌尿外科杂志, 2017, 38(3): 174-177.

[83] ZHANG H K, LI M, JIN W, et al. The left renal entrapment syndrome: diagnosis and treatment[J]. Ann Vasc Surg, 2007, 21（2）: 198-203.

[84] 王沈凡, 温耀安, 木海琦, 等. 青少年精索静脉曲张评估与干预新进展[J]. 中华男科学杂志, 2016, 22（6）: 548-552.

[85] 王家良. 循证医学[M]. 2版. 北京: 人民卫生出版社, 2010.

[86] EDDY D M. Evidence-based medicine: a unified approach[J]. Health Affairs, 2005, 24（1）: 9-17.

[87] AKBAY E, CAYAN S, DORUK E, et al. The prevalence of varicocele and varicocele-related testicular atrophy in Turkish children and adolescents[J]. BJU Int, 2000, 86（4）: 490-493.

[88] ABDEL-MEGUID T A, AL-SAYYAD A, TAYIB A, et al. Does varicocele repair improve male infertility? An evidence-based perspective from a randomized, controlled trial[J]. Eur Urol, 2011, 59（3）: 455-461.

[89] ALSAIKHAN B, ALRABEEAH K, DELOUYA G, et al. Epidemiology of varicocele[J]. Asian J Androl, 2016, 18（2）, 179-181.

[90] 郭应禄, 辛钟成, 金杰. 男性生殖医学[M]. 2版. 北京: 北京大学医学出版社, 2016.

[91] BAAZEEM A, BELZILE E, CIAMPI A, et al. Varicocele and male factor infertility treatment: a new meta-analysis and review of the role of varicocele repair[J]. Eur Urol, 2011, 60（4）: 796-808.

[92] CHIBA K, RAMASAMY R, LAMB D J, et al. The varicocele: diagnostic dilemmas, therapeutic challenges and future perspectives[J]. Asian J Androl, 2016, 18（2）: 276-281.

[93] SACK B S, SCHÄFER M, KURTZ M P. The dilemma of adolescent varicoceles: do they really have to be repaired?[J]. Curr Urol Rep, 2017, 18（5）: 38.

[94] SHRIDHARANI A, OWEN R C, ELKELANY O O, et al. The

significance of clinical practice guidelines on adult varicocele detection and management[J]. Asian J Androl, 2016, 18 (2): 269-275.

[95] WANG J, XIA S J, LIU Z H, et al. Inguinal and subinguinal microvaricocelectomy, the optimal surgical management of varicocele: a meta-analysis[J]. Asian J Androl, 2015, 17 (1): 74-80.

[96] LEUNG L, HO K L, TAM P C, et al. Subinguinal microsurgical varicocelectomy for male factor subfertility: ten-year experience[J]. Hong Kong Med J, 2013, 19 (4): 334-340.

[97] YUAN R B, ZHUO H, CAO D H, et al. Efficacy and safety of varicocelectomies: a meta-analysis[J]. Syst Biol Reprod Med, 2017, 63 (2): 120-129.

[98] 吕坤龙, 邹健斌, 吴观土, 等. 腹股沟下显微精索静脉结扎术与腹膜后精索内静脉高位结扎术疗效比较[J]. 新医学, 2015, 46 (3): 153-156.

[99] YUAN R B, ZHUO H, CAO D H, et al. Efficacy and safety of varicocelectomies: a meta-analysis[J]. Syst Biol Reprod Med, 2017, 63 (2): 120-129.

[100] GOLDSTEIN M, GILBERT B R, DICKER A P, et al. Microsurgical inguinal varicocelectomy with delivery of the testis: an artery and lymphatic sparing technique[J]. J Urol, 1992, 148 (6): 1808-1811.

[101] JUNGWIRTH A, GÖGÜS C, HAUSER G, et al. Clinical outcome of microsurgical subinguinal varicocelectomy in infertile men[J]. Andrologia, 2001, 33 (2): 71-74.

[102] CHUNG S D, WU C C, LIN V C, et al. Minilaparoscopic varicocelectomy with preservation of testicular artery and lymphatic vessels by using intracorporeal knot-tying technique: five-year experience[J]. World J Surg, 2011, 35 (8): 1785-1790.

[103] SHIRAISHI K, OKA S, ITO H, et al. Comparison of the results

and complications of retroperitoneal, microsurgical subinguinal, and high inguinal approaches in the treatment of varicoceles[J]. J Androl, 2012, 33 (6): 1387-1393.

[104] KIM S O, JUNG H, PARK K. Outcomes of microsurgical subinguinal varicocelectomy for painful varicoceles[J]. J Androl, 2012, 33 (5): 872-875.

[105] GANDINI R, KONDA D, REALE C A, et al. Male varicocele: transcatheter foam sclerotherapy with sodium tetradecyl sulfate--outcome in 244 patients[J]. Radiology, 2008, 246 (2): 612-618.

[106] LI L, ZENG X Q, LI Y H. Safety and effectiveness of transcatheter foam sclerotherapy for testicular varicocele with a fluoroscopic tracing technique[J]. J Vasc Interv Radiol, 2010, 21 (6): 824-828.

[107] GALFANO A, NOVARA G, IAFRATE M, et al. Surgical outcomes after modified antegrade scrotal sclerotherapy: a prospective analysis of 700 consecutive patients with idiopathic varicocele[J]. J Urol, 2008, 179 (5): 1933-1937.

[108] CRESTANI A, GIANNARINI G, CALANDRIELLO M, et al. Antegrade scrotal sclerotherapy of internal spermatic veins for varicocele treatment: technique, complications, and results[J]. Asian J Androl, 2016, 18 (2): 292-295.

[109] YAN T Z, WU X Q, WANG Z W. Treatment effect of TUSPLV on recurrent varicocele[J]. Exp Ther Med, 2017, 13 (1): 45-48.

[110] KATTAN S. Incidence and pattern of varicocele recurrence after laparoscopic ligation of the internal spermatic vein with preservation of the testicular artery[J]. Scand J Urol Nephrol, 1998, 32 (5): 335-340.

[111] SALSANO G, PUCCIANTI F, BARATTINI M, et al. A rare anatomical variant of spermatic vein as cause of recurrence after surgical correction of varicocele[J]. Urology, 2016, 90: e15-e16.

[112] ROTKER K, SIGMAN M. Recurrent varicocele[J]. Asian J Androl, 2016, 18 (2): 229-233.

[113] SHABANA W, TELEB M, DAWOD T, et al. Predictors of improvement in semen parameters after varicocelectomy for male subfertility: a prospective study[J]. Can Urol Assoc J, 2015, 9 (9-10): E579-582.

[114] MISSERI R, GERSHBEIN A B, HOROWITZ M, et al. The adolescent varicocele. Ⅱ: the incidence of hydrocele and delayed recurrent varicocele after varicocelectomy in a long-term follow-up[J]. BJU Int, 2001, 87 (6): 494-498.

[115] FRANCO G, IORI F, DE DOMINICIS C, et al. Challenging the role of cremasteric reflux in the pathogenesis of varicocele using a new venographic approach[J]. J Urol, 1999, 161 (1): 117-121.

[116] GORUR S, CANDAN Y, HELLI A, et al. Low body mass index might be a predisposing factor for varicocele recurrence: a prospective study[J]. Andrologia, 2015, 47 (4): 448-454.

[117] MOON K H, CHO S J, KIM K S, et al. Recurrent varicoceles: causes and treatment using angiography and magnification assisted subinguinal varicocelectomy[J]. Yonsei Med J, 2012, 53 (4): 723-728.

[118] NIEDZIELSKI J, PADUCH D A. Recurrence of varicocele after high retroperitoneal repair: implications of intraoperative venography[J]. J Urol, 2001, 165 (3): 937-940.

[119] CIL A S, BOZKURT M, KARA BOZKURT D, et al. Investigating the relationship between persistent reflux flow on the first postoperative day and recurrent varicocele in varicocelectomy patients[J]. J Clin Med Res, 2015, 7 (1): 29-32.

[120] GROBER E D, CHAN P T, ZINI A, et al. Microsurgical treatment of persistent or recurrent varicocele[J]. Fertil Steril, 2004, 82 (3): 718-722.

[121] MADJAR S, MOSKOVITZ B, ISSAQ E, et al. Low inguinal approach for correction of recurrent varicocele [J]. Int Urol Nephrol, 1998, 30 (1): 69-73.

[122] MAZZONI G, MINUCCI S, GENTILE V. Recurrent varicocele: role of antegrade sclerotherapy as first choice treatment [J]. Eur Urol, 2002, 41 (6): 614-618.

附 录
精索静脉曲张手术视频

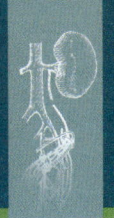

中华医学教育在线

课程直达二维码

手机端：关注"中华医学教育在线"公众号并注册或登录→点击"我的"→选择"图书激活"→刮开本书封底防伪标涂层，输入序号激活图书→在个人中心"我的课程"栏目下找到"精索静脉曲张手术视频"→开始学习

PC端：登录"中华医学教育在线"PC端（http://cmeonline.cma-cmc.com.cn）→注册或登录→点击个人中心"线下图书"按钮→刮开本书封底防伪标涂层，输入序号激活图书→在个人中心"我的课程"栏目下找到"精索静脉曲张手术视频"→开始学习

视频1：经腹三孔腹腔镜下精索静脉高位结扎术
视频2：经脐微双孔腹腔镜下精索静脉高位结扎术
视频3：显微动物训练
视频4：局麻下显微精索静脉结扎术
视频5：腹股沟下显微精索静脉结扎术
视频6：经腹股沟显微精索静脉结扎术
视频7：显微缝扎睾丸动脉旁分离困难之精索内静脉在精索静脉曲张手术中的应用

视频8：显微镜下精索回流血管重建（转流）术
视频9：显微精索静脉结扎术＋转流术
视频10：微型血管多普勒在腹股沟下显微精索静脉结扎术中的应用
视频11：拖出睾丸的显微精索静脉结扎术——上海交通大学医学院附属第一人民医院
视频12：拖出睾丸的显微精索静脉结扎术——中山大学附属第一医院
视频13：显微精索去神经术